FORMULAIRE

DES

MÉDICAMENTS NOUVEAUX

ET DES

MÉDICATIONS NOUVELLES

LIBRAIRIE J.-B. BAILLIÈRE et FILS

Traité élémentaire de thérapeutique, de matière médicale et de pharmacologie par le Dr A. MANQUAT, 1892, 2 vol. in-8.................................... 18 fr.

Précis de thérapeutique, de matière médicale et de pharmacie vétérinaires, par P. CAGNY, 1892, 1 vol. in-18 jésus avec fig., cart..................... 8 fr.

Nouveaux éléments de pharmacie, par A. ANDOUARD, professeur à l'Ecole de médecine de Nantes, 4e édition, 1892, 1 vol. in-8 de 1000 pages avec 161 figures. 18 fr.

Aide-Mémoire de pharmacie, vade-mecum du pharmacien à l'Officine et au Laboratoire, par Eus. FERRAND, rédacteur en chef de l'*Union pharmaceutique*. *Cinquième édition*, 1891, 1 vol. in-18 jésus de 816 pages, avec 188 fig., cart................................ 8 fr.

Aide-Mémoire de Thérapeutique, de Matière médicale et de Pharmacologie, par le professeur Paul LEFERT. *Deuxième édition*, 1892, 1 vol. in-18 de 276 p., cart. 3 fr.

Formulaire officinal et magistral international, comprenant environ quatre mille formules, par J. JEANNEL, professeur à la Faculté de Bordeaux, et M. JEANNEL, professeur à la Faculté de Toulouse. *Quatrième édition*, 1 vol. in-18 de xcii-1040 p., cartonné........ 6 fr. 50

Formulaire de l'Union médicale, douze cents formules favorites, par le docteur N. GALLOIS. *Quatrième édition*, 1888, 1 vol. in-32 de 640 pages, cart... 3 fr. 50

Formulaire raisonné des Médicaments nouveaux et des médications nouvelles, par le Dr RÉVEIL. *Deuxième édition*. 1 vol. in-18 jésus..................... 6 fr.

Principes de thérapeutique générale, par le professeur J.-B. FONSSAGRIVES, 2e *édition*. 1 vol. in-8........ 9 fr.

Nouveaux éléments de matière médicale et de thérapeutique, par les professeurs NOTHNAGEL et ROSSBACH, 2e édition, avec une introduction par le professeur Ch. BOUCHARD, 1 vol. in-8 de xxxii-860 pages...... 16 fr.

Carnet (Le) du médecin praticien, formules, ordonnances, tableaux du pouls et de la température. 1 cahier oblong avec cartonnage souple................. 1 fr.

471-91. — CORBEIL. Imprimerie CRÉTÉ.

FORMULAIRE

DES

MÉDICAMENTS NOUVEAUX

ET DES

MÉDICATIONS NOUVELLES

Pour 1892

PAR

H. BOCQUILLON-LIMOUSIN

PHARMACIEN DE 1ʳᵉ CLASSE
LAURÉAT, MÉDAILLE D'OR DE L'ÉCOLE DE PHARMACIE
MEMBRE DES SOCIÉTÉS DE PHARMACIE
DE THÉRAPEUTIQUE ET DE MÉDECINE PRATIQUE

Avec une introduction

PAR

Henri HUCHARD

MÉDECIN DE L'HOPITAL BICHAT

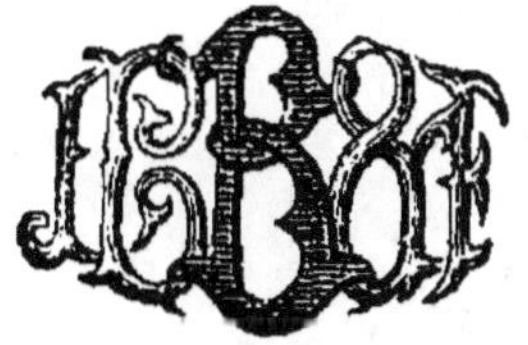

PARIS

LIBRAIRIE J.-B. BAILLIÈRE ET FILS

19, rue Hautefeuille près du boulevard Saint-Germain

INTRODUCTION

« Comment juger impartialement un FORMU-
« LAIRE DES MÉDICAMENTS NOUVEAUX, quand j'es-
« saie, — après avoir eu naguère quelque chose
« à me reprocher à ce sujet, — de réagir contre
« la fièvre des nouveautés pharmaceutiques ? En
« ce moment, la meilleure manière de faire du
« nouveau, c'est de parler encore des médica-
« ments anciens, dont nous connaissons à peine
« l'action physiologique et les applications thé-
« rapeutiques. Croyez-moi, adressez-vous à un
« médecin moins prévenu et certainement plus
« autorisé pour porter un jugement impartial
« sur votre œuvre. »

C'est en ces termes que je répondis à M. Henri
Bocquillon, l'un de nos collègues à la Société de
Thérapeutique, venant me demander, — hon-

neur bien immérité ! — de présenter son livre
au public médical.

« N'importe, — me répondit-il, — j'ai con-
« fiance dans votre esprit de justice. Lisez, et
« jugez. »

J'ai lu, j'ai vu... et j'ai été vaincu. Il me semble,
après l'avoir lu attentivement, que ce *Formulaire*,
écrit sans prétention, avec concision et clarté,
vient combler heureusement une lacune : il
réunit et étudie, avec toutes les indications
pratiques qu'elles comportent, les acquisitions
modernes de la thérapeutique. Sur le sol mou-
vant de cette science, nous avons moins besoin de presser que d'assurer nos pas ; et, faire
connaître tous les médicaments nouveaux —
— beaucoup d'appelés et peu d'élus ! — c'est
encore mettre le médecin en garde contre cette
sorte d'hystérie thérapeutique qui tend à nous
envahir et qu'on ne saurait trop combattre.

A propos de tous ces médicaments (et ils sont
au nombre de 455), l'auteur a exposé, aussi complètement que possible, tout ce que l'on doit
savoir : la synonymie, la description, la composition, l'action physiologique, les propriétés
thérapeutiques, le mode d'emploi, les doses.

M. Henri Bocquillon a droit à toutes nos félicitations et à nos remerciements.

A ce petit livre qui résume en moins de 300 pages la matière médicale de ces dernières années, on peut prédire un grand et légitime succès ; il est non seulement utile, mais indispensable, à la fois aux chercheurs, aux praticiens et aux élèves.

Henri HUCHARD.

Paris, le 27 juin 1890.

AVANT-PROPOS DE LA TROISIÈME ÉDITION

En faisant réimprimer pour la troisième fois le *Formulaire des médicaments nouveaux*, je ne me suis pas contenté d'une révision sommaire : j'ai fait de nombreuses et importantes additions, à mesure que les nouveautés se produisaient.

Je citerai en particulier : *Anticamine, Apionine, Benzeugénol, Bromol, Carpaïne, Cocaïne (Phénate de), Cradine, Dermatol, Diodosalicylique (Acide), Europhène, Gallacotophenone, Glutinopeptonate de sublimé, Glycéro-alcoolés, Huile camphrée, Injections d'huile, Iodopyrine, Iodure de carvacrol et de terpène, Microcidine, Phénocolle, Phenylpropionique (Acide), Salicylbromanilide, Spermine, Styracol, Thialdine, Tuberculine*, etc., qui n'ont encore trouvé place dans aucun formulaire, même dans les plus récents.

Je suis reconnaissant à tous ceux qui ont bien voulu me signaler des erreurs ou omissions ; j'ai essayé d'y remédier ; je serai heureux si les Médecins et les Pharmaciens veulent bien me continuer leurs bienveillants encouragements ; mon livre n'en sera que meilleur et par suite plus utile.

H. B. L.

1ᵉʳ novembre 1891.

FORMULAIRE

DES

MÉDICAMENTS NOUVEAUX

ET DES

MÉDICATIONS NOUVELLES

Abrus precatorius L. — Syn. — Liane à réglisse, réglisse sauvage, réglisse indienne, jéquirity.

Desc. — Liane de la famille des Légumineuses-papilionacées, tribu des Visciées. La racine est longue, tortueuse, ramifiée et ligneuse. La tige est volubile, grêle et ramifiée.

Prop. thér. — Shemocker, de Philadelphie, a employé avec succès, dans plusieurs affections de la peau à tendance ulcéreuse, une macération d'épispermes de grains de jéquirity, mis sous forme de pâte.

Le plus grand emploi du jéquirity est en infusion pour traiter la conjonctivite granuleuse. Déjà employée au Brésil, cette infusion a été préconisée en Europe par de Wecker et Stattler. Les premiers, ils attirèrent l'attention sur ce fait que le liquide résultant de la macération des graines dans l'eau pouvait déterminer une inflammation purulente de la

1.

conjonctive des plus utiles comme substitutive de la conjonctivite granuleuse, si rebelle à la plupart des traitements.

MODE D'EMPLOI. — Macéré de jéquirity (10 grammes de graines dans 500 grammes d'eau pendant vingt-quatre heures), on en fait des lotions de 1 à 3 fois par jour, jusqu'à ce que la conjonctivite substitutive soit bien établie. Au bout d'une semaine, la guérison est obtenue ; ne pas employer de macération ancienne, qui serait sans effet.

Absinthine. — DESC. — Principe amer de l'absinthe, se présente sous forme de cristaux prismatiques, incolores, d'une saveur extrêmement amère. Très soluble dans l'alcool et le chloroforme, moins soluble dans l'éther, à peu près insoluble dans l'eau.

PROP. THÉR. — Essayée, sans succès confirmé, comme remède antifébrile. Elle augmente l'appétit ou le rétablit lorsqu'il a disparu ; elle combat la constipation d'une façon marquée. Employée contre la chloro-anémie, dans la convalescence des maladies graves ayant altéré les fonctions digestives ; contre l'état d'anorexie sans lésions organiques du tube digestif. Elle est surtout indiquée lorsque, avec l'anorexie, il existe une constipation plus ou moins opiniâtre. Stimulante et antidiarrhéique.

MODE D'EMPLOI. — En globules contenant chacun 5 centigrammes de principe actif.

DOSE. — 10 centigrammes, dix minutes avant le repas, deux fois par jour.

Acétal. — Formule $C^{12}H^{14}O^4$.

DESC. — Liquide éthéré incolore, d'odeur suave, saveur de noisettes, densité $= 0,821$. Bout à 104°.

PRÉP. — Obtenu en oxydant l'alcool ou l'aldéhyde par l'oxygène, le chlore ou le peroxyde de manganèse.

Prop. thér. — Propriétés sédatives et hypnotiques.

Mode d'emploi. Doses. — En potions ou en lavements, à la dose de 5 grammes.

Acétanilide. — Syn. — Antifébrine, ou phénylacétamide; a été découverte par Gerhardt, puis étudiée par Ulrich, William et M. Ch. Lauth. La formule $= C^{16}H^9AzO^2$; atom. $= C^8H^9AzO$.

Prép. — 1° On fait réagir le chlorure acétyle ou l'acide acétique anhydre sur la phénylamine (aniline) (Gerhardt); 2° on fait bouillir une heure, équivalents égaux de phénylamine (aniline) et d'acide acétique cristallisable; on distille; l'acétanilide se sublime à 295 degrés et on recueille un poids égal à celui de l'acide employé (Grésille William).

Desc. — Corps blanc, cristallisé en lames magnifiques, soyeuses et brillantes, fusible à 101 degrés. Volatil sans décomposition à 295 degrés. Réaction neutre au tournesol. Densité plus faible que l'eau.

Insoluble dans la glycérine ; peu soluble dans l'eau froide ; assez soluble dans l'eau bouillante, soluble dans l'alcool, l'éther, la benzine, le chloroforme, l'essence de thérébenthine, les huiles essentielles.

Prop. thér. — Analgésique, antinervin, antithermique.

Le Dr Basilevitch a guéri en peu de temps 3 chancres ulcérés en les saupoudrant d'acétanilide, il n'a observé même à doses élevées aucun phénomène toxique.

Le Dr J. Maslolsky en employant l'acétanilide à la dose de $0^{gr},50$ graduellement augmentée par jour à $1^{gr},60$ a guéri en 12 jours un malade atteint de diabète insipide.

Mode d'emploi. — Cachets. — Solution dans du vin ou dans de l'élixir de Garus.

Dose. — De $0^{gr},25$ à 2 grammes, dans les vingt-quatre heures.

Aconitum ferox Wallich. — Dᴇsᴄ. — Plante de la famille des Renonculacées, qui croît dans l'Inde et sur l'Himalaya. La tige a 2 mètres de hauteur. Dans les bazars de l'Inde, on la connaît sous le nom de *Bish* ou *Bikh*.

Pᴀʀᴛ. ᴇᴍᴘʟ. — La racine.

Cᴏᴍᴘ. — La racine sert en Angleterre à la préparation d'un alcaloïde qui est l'*Aconitine anglaise*, ou *Napelline* ou *pseudo-aconitine*. Sa formule est $C^{36}H^{49}AzO^{12}$. On l'obtient de la même façon que l'aconitine.

Pʀᴏᴘ. ᴘʜʏs. — Cet alcaloïde a un pouvoir toxique des plus grands. La dose toxique serait de 1/20 à 2/30 de milligramme par kilo d'animal à sang chaud; elle serait donc de 3 milligrammes pour l'homme.

Pʀᴏᴘ. ᴛʜᴇ́ʀ. — On l'emploie pour usage externe dans les névralgies et les affections douloureuses. — A l'intérieur, on la prescrit pour combattre les fièvres, les rhumatismes, et la lèpre. — La teinture est employée dans les maladies inflammatoires (pleurésie, pneumonie).

Mᴏᴅᴇs ᴅ'ᴇᴍᴘʟᴏɪ. Dᴏsᴇs. — Teinture 1/10, de 5 à 20 gouttes. — Poudre de racine, de 1 à 10 centigrammes. — Extrait hydro-alcoolique, de 1/2 à 2 centigrammes. — Acaloïde, 1/10 de milligramme et au plus 5/10 de milligramme, dans les vingt-quatre heures.

Adonidine. — Glucoside extrait de l'*Adonis vernalis* par Vincenzo Cervello.

Dᴇsᴄ. — Poudre amorphe, d'un jaune clair. Toutes les parties de la plante en contiennent.

Pʀᴏᴘ. ᴘʜʏs. — Suivant le mode de préparation, elle paraît avoir donné des résultats variables. Les uns ont trouvé son action incertaine et inconstante; les autres ont obtenu des effets satisfaisants.

PROP. THÉR. — A été expérimentée d'abord par Bubnow et ensuite par le Dr Huchard. Administrée à la dose de 2 ou 3 centigrammes, elle élève la tension artérielle, régularise et ralentit les battements du cœur, augmente la diurèse et fait disparaître les hydropisies et les œdèmes. Elle s'élimine rapidement, elle ne s'accumule donc pas dans l'économie, comme la digitale. Elle est indiquée dans les affections diverses du cœur ; mais elle a le grand inconvénient de produire souvent des symptômes d'intolérance gastrique (nausées, vomissements, etc.).

MODE D'EMPLOI. DOSE. — De 1 à 2 centigr. par jour, en granules.

Adonis vernalis L. — DESC. — Plante de la famille des Renonculacées.

PROP. THÉR. — Appliquée, en 1879, par Bubnow au traitement des affections cardiaques. En France, Lesage, Mordagne, Huchard ont reproduit les expériences de Bubnow. Les diverses préparations agissent sur le cœur, comme la digitale, en régularisant l'action du cœur et en augmentant la pression artérielle. Elle est diurétique et fait tripler la quantité d'urine émise. Elle offre sur la digitale l'avantage de ne pas s'accumuler dans l'économie.

MODE D'EMPLOI. DOSES. — Infusion, 20 grammes de tiges et feuilles pour 1000 grammes d'eau, à la dose de 200 grammes par jour.—Extrait aqueux, 1 gramme par jour. — Teinture, de 4 à 8 grammes.

Agaric gigantesque. — SYN. — *Polyporus senex.*

DESC. — Champignon qui se rencontre sur les côtes du Chili.

PROP. THÉR. — On lui attribue des propriétés absorbantes remarquables. Grossi l'a employé comme styptique et le regarde comme spécifique dans le cas d'hémorrhagies produites par des blessures d'artères trop petites pour qu'on en fasse la ligature et trop grandes pour être traitées par les autres agents styptiques.

Polyporus senex.............. 20 centigrammes.
Bicarbonate sodique........... 90   —
Eau distillée.................. 90 *grammes.*
Gomme arabique............. 4   —

15 grammes à prendre dans la nuit.

Agaricine. — Principe actif de l'Agaric.

Desc. — Cristallise en longues aiguilles $C^{16}H^{32}O^6$.

Prop. thér. — Ne donne pas de diarrhée, et l'on remarque que, la nuit où l'on en prend, la toux est moins fréquente et le sommeil plus tranquille.

Doses. — De 5 à 8 milligrammes, cinq à six heures avant le moment où se montre habituellement la sueur. — Même dose, en injections hypodermiques. Le Dr Seifurt emploie la solution suivante, pour les injections hypodermiques :

Agaricine............................... 0 gr. 05
Alcool absolu.......................... 4 gr. 50
Glycérine............................... 5 gr. 50

Une solution à un 1/2 pour 100 ; une seringue 5 heures avant l'heure habituelle de la sueur.

A l'intérieur, en pilules :

Agaricine.............................. 0 gr. 50
Poudre de Dower....................... 7 gr. 50
Poudre de guimauve................... 4 gr.
Mucilage.............................. 4 gr.

F. s. a. 100 pilules, dont on donnera deux par jour.

Le Dr Seifurt, de Würtzbourg, l'a administrée en pilules de 5 milligrammes, une ou deux chaque fois, contre la sueur des phthisiques et en a obtenu de bons effets. Le médicament n'agissant qu'au bout de

5 ou 6 heures, il sera donné 6 heures avant l'heure habituelle à laquelle apparaît la sueur. Si la sueur se présente deux fois pendant la nuit, on prendra une pilule 6 heures avant chaque accès.

Aletris farinosa L. — Syn. — Stragrass.

Desc. — Plante de la famille des Liliacées, vivace, herbacée à rhizome non bulbeux, originaire de l'Amérique du Nord.

Part. empl. — Le rhizome.

Desc. — Il renferme un principe amer, insoluble dans l'eau, mais soluble dans l'alcool et de l'amidon en grande quantité.

Prop. thér. — Employé avec succès en Amérique dans l'hydropisie et les rhumatismes chroniques. Tonique, amer à petites doses, éméto-cathartique à doses élevées. Tonique de l'appareil utérin.

Mode d'emploi. — Teinture. — Poudre. — Alcaloïde. — Extrait fluide.

Doses. — Teinture, 8 grammes. — Poudre 0^{gr},60 comme tonique amer. — L'alcaloïde, l'*alétrine*, à la dose de 3 centigrammes. — Extrait fluide, de 3 à 10 gouttes. — Décoction (30 grammes pour 1,000 grammes d'eau), à la dose de 30 grammes.

Allamanda cathartica L. — Desc. — Plante de la famille des Apocynacées, qui croît à la Guyane et au Brésil.

Comp. — Renferme un suc laiteux.

Part. empl. — L'écorce de la tige et le suc.

Prop. thér. — Suc cathartique à petites doses et vénéneux. Desportes conseille l'extrait d'écorce comme hydragogue. Le suc était employé par Allamand pour combattre la constipation due à l'intoxication saturnine. L'infusion des feuilles est un très bon cathartique.

MODE D'EMPLOI. DOSES. — Extrait aqueux, à la dose de 6 à 12 centigrammes. — Suc, à la dose de 8 à 10 gouttes. — Infusion de feuilles (10 grammes pour 1000 grammes d'eau).

Alstonia constricta Mueller. — DESC. — Plante de la famille des Apocynacées, qui croît en Australie. Son écorce est subéreuse et ressemble à celle de l'orme subéreux; elle est molle et amère.

COMP. — Hesse en a retiré *l'alstonine*, alcaloïde amer; et un autre alcaloïde, *l'alstonidine*.

PROP. THÉR. — Cette écorce, en raison de son amertume, présente des propriétés toniques et digestives très nettes. Elle paraît agir à la manière de la gentiane. De plus, elle est astringente, anthelminthique et antipériodique. On l'emploie contre la dysenterie, la diarrhée, la débilité.

MODES D'EMPLOI. DOSES. — Poudre, à la dose de $0^{gr},50$. — Teinture, de 4 à 8 grammes, par jour.

Alstonia scholaris R. Br. — SYN. — *Echites scholaris* L. Dita.

DESC. — Plante de la famille des Apocynacées, tribu des Pluméries que l'on trouve à Java et aux îles Philippines. Le suc laiteux de l'arbre jouit des mêmes propriétés que le caoutchouc; il se ramollit dans l'eau chaude et est soluble dans la térébenthine et le chloroforme.

PART. EMPL. — L'écorce.

COMP. — Hesse et Jobst ont retiré :

1° La *ditamine* $C^{16}H^{19}AzO^2$, alcaloïde amorphe, amer, soluble dans l'alcool, l'éther et le chloroforme;

2° L'*échitamine* $C^{22}H^{26}Az^2O^4,HO$, alcaloïde cristallisé, soluble dans l'eau, l'alcool, l'éther et le chloroforme.

PROP. THÉR. — Tonique, anthelminthique et fébrifuge; aussi on l'a proposée comme substitutive du quinquina. On la prescrit dans la diarrhée chronique, la dysenterie et la débilité qui suit les fièvres, pour rétablir les fonctions digestives.

L'écorce est en outre antipériodique, antiseptique, stimulante du système nerveux, possédant les propriétés de la quinine et de la strychnine. On l'emploie dans les fièvres typhoïdes et les fièvres puerpérales.

Modes d'emploi. Doses. — Poudre d'écorce, 30 centigrammes. — Teinture à 1/10, de 1 à 4 grammes. — Infusion d'écorce (15 p. 300), à la dose de 30 à 60 grammes, trois fois par jour.

Alvelos. — Syn. — *Lait d'Alvelos.*

Desc. — Suc laiteux et résineux de l'*Euphorbia heterodoxa* Muller, de la famille des Euphorbiacées, qui croît, au Brésil, dans la province de Fernambuc.

Prép. — On l'extrait par expression et on obtient un suc laiteux, qui est d'un blanc jaunâtre, de consistance sirupeuse, insoluble dans l'eau et l'alcool, soluble dans l'éther et le chloroforme, miscible aux huiles fixes. En Europe, l'échantillon de bonne qualité ressemble à du beurre peu coloré et a la consistance de la vaseline.

Prop. thér. — D'après le Dr Vellosa, c'est un spécifique dans les ulcères cancéreux, les chancres, les tumeurs, les sarcomes et toutes les ulcérations. Il a guéri plusieurs cas graves de lupus.

Le Dr J. Batusfarber et le Dr Duplouy ont obtenu de bons résultats dans le cancer et les tumeurs malignes.

M. Landowsky l'a expérimenté sur des cancroïdes, des épithéliomas, des végétations syphilitiques et lui a reconnu une action escarrotique puissante, jointe à une action dissolvante des tissus organiques. Il réunirait l'action d'un caustique à celle de la papaïne.

D'après S. Bairnfel, il communique à l'urine une coloration prononcée et une odeur désagréable.

Mode d'emploi. — Badigeonner le cancer avec l'alvelos, laisser sécher et deux heures après appliquer de la charpie ; le jour suivant, laver avec une solution d'acide carbonique et appliquer de nouveau l'alvelos ; répéter l'opération jusqu'à la guérison. M. Landowsky l'applique avec un pinceau et panse avec de la vaseline boriquée. — On prépare aussi des emplâtres d'alvelos, qui possèdent des propriétés vésicantes très actives.

Amaryllis. — Desc. — L'*Amaryllis formosissima* est originaire de l'Amérique du Sud ; ses bulbes, de forme ovoïde, ont une couleur rougeâtre et une saveur amère.

Comp. — Pour en extraire le principe actif, on traite ces bulbes broyés par lixiviation, au moyen de l'alcool, dans un appareil à déplacement, pendant plusieurs jours ; on distille l'alcool, on reprend le résidu par l'eau, on filtre ; on traite la liqueur filtrée par le carbonate de soude, et on agite avec l'éther, puis avec le chloroforme ; le résidu de la distillation de ces liqueurs est repris par l'eau acidulée, puis on précipite de nouveau par le carbonate de soude, et on reprend par le chloroforme ; enfin, on purifie par cristallisations successives en solution alcoolique (Dr Fragner).

L'alcaloïde ainsi obtenu (*Amarylline*) cristallise en petites aiguilles ; il est soluble dans l'alcool, l'éther et le chloroforme ; il commence à jaunir à 190°, brunit à 194° et fond à 196°.

L'*Amaryllis Belladona* est originaire des Antilles ; ses bulbes sont pyriformes, de couleur brun verdâtre ; leur saveur est amère.

Pour extraire l'alcaloïde qu'ils renferment (*béla-*

marine), on traite, comme précédemment, les bulbes broyés par l'alcool; après distillation, le résidu est repris par l'eau; on filtre et la liqueur filtrée est précipitée par le carbonate de soude, puis agitée avec l'éther, qui dissout le précipité; on ajoute de l'alcool à la liqueur éthérée; on distille l'éther, et la solution alcoolique abandonne des cristaux en aiguilles, qui sont solubles dans le chloroforme, qui jaunissent vers 175°, brunissent à 179° et fondent à 181° (Dr Fragner de Prague).

PROP. THÉR. — Action spéciale sur le cœur, vomitif, vénéneux âcre.

Ambrosia artemisifolia L. — DESC. — Plante, qui croît dans les États-Unis du Sud et fleurit vers le milieu d'août.

PROP. THÉR. — Dans le Maryland, on l'emploie contre les fièvres comme succédané de la quinine. C'est un remède populaire contre les saignements de nez et, d'après le Dr Hill, elle peut arrêter les hémoptysies.

MODE D'EMPLOI. DOSES. — Décoction faite avec une poignée de la plante et 150 grammes d'eau bouillante. A la dose de 20 grammes.

Amyle (Iodure d'). — DESC. — Liquide mobile qui bout à 147° et dont la densité est 1,43.

PRÉP. — On fait réagir à une douce chaleur 8 parties d'iode, 15 parties d'alcool amylique et une partie de phosphore rouge. On distille, on lave à l'eau distillée, on déshydrate et on rectifie.

PROP. THÉR. — Préconisé par M. le Dr Huchard contre la dyspnée. Il possède une action sédative assez prononcée dans les affections cardiaques.

MODE D'EMPLOI. — En inhalations.

Amyle (Nitrite d'). — DESC. — Liquide mobile, très

volatil. Il donne par l'oxydation de l'acide azotique et de l'aldéhyde valérianique. — Densité 0,88. — Ébullition 98°. — Ne doit pas contenir de l'aldéhyde valérianique.

PRÉP. — On dissout, dans 15 parties d'eau, 26 parties de nitrite de sodium et on distille cette solution avec un mélange fait à l'avance de 30 parties d'acide sulfurique et de 30 parties d'alcool amylique. On dessèche avec du chlorure de calcium.

PROP. THÉR. — Surtout employé pour calmer et combattre les accès d'angine de poitrine (Lauder-Brunton, Huchard). Préconisé par M. Constantin Paul contre les syncopes, le mal de mer, l'épilepsie, la migraine. Recommandé par M. Huchard dans des cas d'empoisonnements par le chloroforme.

MODE D'EMPLOI. DOSES. — Inhalations sur un mouchoir à la dose de 25 centigrammes par inhalation.

Amyle (Valérianate d'). — $C^{20}H^{20}O^4$.

DESC. — Liquide à odeur de fruits. Bout à 190°.

PRÉP. — On chauffe au bain-marie 3 parties de valérate de sodium sec avec un mélange de 2 parties d'alcool amylique et de 2 parties d'acide sulfurique, on précipite l'éther par affusion d'eau, on le déshydrate et on le rectifie.

PROP. THÉR. — Calmant et antispasmodique employé contre la migraine, les névralgies, les coliques hépatiques et néphrétiques. Il a la propriété de dissoudre la cholestérine.

MODE D'EMPLOI. DOSES. — Capsules gélatineuses dosées à 10 centigrammes.

Anagyrine. — Alcaloïde, isolé pour première fois par MM. E. Hardy et N. Gallois, en 1885. La formule est $C^{14}H^{18}Az^2O^2$.

Desc. — Substance amorphe, d'un aspect jaunâtre, soluble dans l'eau, l'alcool et l'éther. Exposée à l'air libre, elle se ramollit et prend une consistance visqueuse. Elle se combine aux acides pour former des sels bien cristallisés.

Prép. — On met les graines d'*Anagyris fœtida* concassées en macération dans l'eau froide, on précipite par l'acétate basique de plomb, on décompose par l'hydrogène sulfuré; on concentre la solution; on ajoute du bichlorure de mercure qui précipite l'anagyrine. On recueille le précipité, que l'on décompose par l'hydrogène sulfuré. On concentre le liquide, on le sature avec du carbonate de potasse, on agite avec du chloroforme à plusieurs reprises et le chloroforme est agité à son tour jusqu'à épuisement avec de l'eau acidulée par l'acide chlorhydrique. Les solutions évaporées laissent déposer le chlorhydrate d'anagyrine à l'état cristallisé.

Prop. phys. — Substance toxique. MM. Hardy et Gallois ont commencé à étudier l'action physiologique du chlorhydrate d'anagyrine, d'abord avec M. Bochefontaine, puis avec M. Gley. Les phénomènes généraux qu'ils ont observés sur les animaux à sang chaud sont à peu près ceux qu'avait constatés M. Arnoux avec l'extrait d'anagyre : vomissements, frisson avec tremblement, ralentissement des mouvements respiratoires, enfin arrêt de la respiration et arrêt du cœur.

Chez la grenouille, le phénomène le plus frappant est l'abolition du mouvement musculaire; les battements du cœur persistent longtemps après que tous les autres mouvements ont cessé.

Anagyris fœtida L. — Syn. — Bois puant, anagyre fétide.

Desc. — Arbrisseau de 2 à 3 mètres, de la famille

des Légumineuses papilionacées. Il croît dans le midi de la France, en Italie, en Grèce, en Algérie ; il exhale une odeur fétide des plus désagréables, que l'on remarque surtout dans l'écorce et qui se communique au lait des animaux qui broutent ses feuilles.

PROP. THÉR. — Propriétés purgatives, analogues à celles du séné.

MODE D'EMPLOI. DOSES. — 8 à 16 grammes de feuilles en infusion peuvent être employées pour purger doucement.

Anda Assu. — SYN. — *Anda acu. Anda Gomesii* A. Jus. *Johanesia princeps* Velloz. Coco purgatif.

DESC. — Arbre de la famille des Euphorbiacées, tribu des Jatrophées, très commun au Brésil, dans la province de Rio.

COMP. — Les graines renferment 14 p. 100 d'une huile jaune pâle, siccative, transparente, ayant la consistance de l'huile d'olives, inodore, de saveur nauséeuse et âcre, soluble dans l'éther et la benzine ; se solidifiant à 8° ; densité $= 0,917$.

Elles renferment 0,4 p. 100 d'une substance cristallisée, la *johanésine*, isolée par Oliveira, peu soluble dans l'eau, soluble dans l'alcool, insoluble dans l'éther et le chloroforme.

PROP. THÉR. — L'huile est purgative, comme celle de ricin, mais à dose trois ou quatre fois moindre, plus fluide, plus facile à prendre et sans odeur.

La johanésine n'est pas toxique.

Le sulfate et le chlorhydrate de johanésine sont usités comme diurétiques à la dose de 1 gramme. On peut employer les graines elles-mêmes comme purgatif efficace dans l'affection du foie, la jaunisse, l'hydropisie, les désordres menstruels et les affections scrofuleuses.

Modes d'emploi. — Après avoir rejeté les embryons et les épispermes, on fait avec les graines une émulsion, que l'on aromatise pour diminuer la tendance aux vomissements.

Doses. — Huile, 10 grammes. — Graines pour un adulte, 2, rarement 3. L'effet est produit en deux ou trois heures, sans irritation de l'estomac ni de l'intestin.

Andira inermis, H. B. — Syn. — *Gœffraea inermis* Sw. Angelin.

Desc. — Arbre, appartenant à la famille des Légumineuses, tribu des Déalbergiées, qui croît aux Antilles, à la Guyane, et au Sénégal.

Prop. thér. — Cette écorce jouit de propriétés anthelminthiques bien avérées, elle est aussi légèrement narcotique. A dose élevée, elle provoque des évacuations violentes, de la fièvre et du délire, que l'on combat par l'huile de ricin ou le jus de citron. Elle est aussi efficace contre l'obésité.

Mode d'emploi. Doses. — Décoction (30 grammes pour 1 litre d'eau), 4 cuillerées à soupe, 2 cuillerées pour les enfants. On augmente la dose jusqu'à production de nausée. — Poudre d'écorce, de 1^{gr},20 à 1^{gr},80 comme vermifuge et de 1^{gr},80 à 2^{gr},40 comme purgatif. — Teinture à 1/5 varie comme dose et comme effet à produire de 1 gramme à 3^{gr},50. — Extrait fluide, de 1 à 2 grammes.

Andrographis paniculata Wall. — Syn. — *Justicia paniculata* Burm., Kariyat.

Desc. — Plante herbacée annuelle, de la famille des Acanthacées. Elle croît dans l'Inde, à Ceylan, en Cochinchine et dans l'Archipel indien.

Comp. — Elle contient un principe amer.

Part. empl. — La tige et les racines adhérentes.

Prop. thér. — Tonique, amer et stomachique,

analogue au quassia ; elle est préconisée dans la débilité générale, la convalescence qui suit les fièvres, et dans la période avancée de la dysenterie ; employée comme stimulant, dans la dyspepsie.

MODE D'EMPLOI. DOSES. — Infusion composée :

Kariyat concassé................	15 grammes.
Écorces d'oranges et corranche...	ãā 4 —
Eau bouillante................	300 —

De 45 à 60 grammes, 2 à 3 fois par jour.
Teinture composée :

Racine de Kariyat................	180 grammes.
Myrrhe.....................	30 —
Alcool à 80°................	1 litre.

De 4 à 16 grammes.

Anemone Pulsatilla L. — SYN. — Coquelourde. Passe-Fleur, Fleur de Pâques.

DESC. — Plante annuelle de la famille des Renonculacées, répandue dans toute l'Europe.

COMP. — Quand on distille la plante divisée dans un courant de vapeur, on obtient un liquide qui abandonne au chloroforme une substance solide qui est le camphre d'anémone (Dr Hanriot). Cette substance se dédouble très facilement en *anémonine* et en *acide anémonique*.

L'*anémonine* ($C^{15}H^{12}O^6$) cristallise en aiguilles, de saveur âcre, peu solubles dans l'eau et l'éther, solubles dans l'alcool et le chloroforme. Elle fond à 156°. Par l'action des alcalis, elle se convertit en acide anémonique ($C^{15}H^{14}O^7$), qui est amorphe, qui forme des sels amorphes, et qui est insoluble dans l'eau, l'alcool et l'éther.

PROP. THÉR. — A l'état frais, c'est un des poisons irritants les plus dangereux. On doit la manier avec précaution. En applications externes, les feuilles fraîches peuvent être utiles comme rubéfiantes ou même vésicantes.

A l'état sec, l'anémone est indiquée comme anti-catarrhale et exerçant une action spéciale sur le système nerveux et sur le cœur. A l'extérieur, on l'administre en applications contre les dartres rebelles.

La teinture de racines est prescrite contre la fièvre catarrhale, l'hypersécrétion nasale et le coryza. On l'emploie encore contre la paralysie, la coqueluche. Elle atténue rapidement la douleur dans l'orchite blennorrhagique.

L'anémonine agit avec efficacité dans le catarrhe aigu et chronique des bronches, surtout comme calmant de la toux spasmodique et irritative de la coqueluche ; elle est préconisée dans certaines maladies des yeux, taies, albugo de la cornée, amblyopies, amauroses, surtout quand elles sont greffées sur la diathèse arthritique et rhumatismale ou compliquée de troubles fonctionnels des organes abdominaux. Elle est en outre douée de puissantes propriétés emménagogues.

L'action irritante de la plante est due au camphre d'anémone ; cette action disparaît par la dessiccation, parce que le camphre s'est dédoublé en anémonine et en acide anémonique.

Mode d'emploi. Doses. — Poudre de feuilles. — Teinture, de 20 à 30 gouttes, dans une potion. — Alcoolature de racines, de 2 à 4 grammes par jour dans 150 grammes de julep, 3 cuillerées par jour. — Alcoolature de feuilles, de 5 à 10 grammes. — Sirop d'alcoolature, 5 grammes pour 95, chaque cuillerée à bouche contient 30 gouttes d'alcoolature. — Alcaloïde : anémonine, de 2 à 4 centigrammes. M. P. Vigier dit que l'on peut en prendre 10 centigrammes sans inconvénient.

Anisique (Acide). — Produit isomère de l'acide méthylsalicylique $C^8 H^8 O^3$.

Desc. — Peu soluble dans l'eau, très soluble dans l'alcool et dans l'éther. Les sels alcalins formés par cet acide sont au contraire très solubles dans l'eau.

Prép. — Obtenu par oxydation de l'essence d'anis.

Prop. bact. — Propriétés antiseptiques très prononcées. Répandu à l'état de poudre sur une plaie, il tarit la suppuration et enraye le développement des micro-organismes.

Prop. thér. — L'*anisate de soude* a été proposé dans la pratique chirurgicale à titre d'antiseptique et dans le traitement du rhumatisme articulaire aigu, comme succédané du salicylate de soude (Dr Curci).

Mêmes emplois et doses que l'acide salicylique.

Anogeissus latifolius. — Desc. — Plante de la famille des Combrétacées, qui croît au Sénégal et dans l'Inde.

Comp. — Produit une gomme, connue sous le nom de *Dhaura*.

Prop. thér. — Donne un mucilage qui se conserve par l'addition d'un acide et qui a les usages médico-pharmaceutiques de la gomme arabique.

Anona muricata L. — Syn. — Corossolier. Cachiman épineux, Sappadille.

Desc. — Arbre ou arbrisseau de la famille des Anonacées, qui croît dans l'Amérique tropicale, principalement aux Antilles.

Prop. thér. — Les fruits, quand ils sont mûrs, sont antiscorbutiques; quand ils sont verts, séchés et réduits en poudre, ils sont employés pour combattre la dysenterie. Les fleurs sont pectorales; les feuilles antispasmodiques; les graines émétiques. La racine en décoction est un antidote dans les empoisonnements par les stupéfiants. Enfin le fruit entier détruit la vermine, chasse les mouches et les moustiques.

Antiaris toxicaria Lesch. — Syn. — *Upas Antiar.*

·Desc. — Arbre de la famille des Artocarpées, qui atteint 30 mètres de hauteur et 3 et 4 mètres de circonférence ; il croît à Java, à Sumatra et en Cochinchine où il sert aux naturels pour empoisonner leurs flèches de guerre ou de chasse.

Comp. — Il contient des résines et un glucoside, *l'antiarine*, qui cristallise en lamelles et se dédouble sous l'influence des acides en résine et en glucose.

Prop. thér. — En injections hypodermiques, l'antiarine, qui est très toxique, agit sur le cœur, comme la digitaline et l'aconitine. Prise à l'intérieur, elle est seulement évacuante. Mise en contact avec la peau, elle l'impressionne douloureusement.

Les graines, qui sont très amères et ne contiennent pas d'antiarine, ont été conseillées dans la dysenterie et la diarrhée.

Cette plante contient des principes trop toxiques pour entrer dans la thérapeutique courante.

Anticamine. — Syn. — *Antikamnia.*

Prop. thér. — Remède patenté américain vanté, comme spécifique infaillible, contre les névralgies, la migraine et le rhumatisme et ayant des propriétés antipyrétiques.

Comp. — Sa composition est la suivante :

Acétanilide...........................	47 parties.
Bicarbonate de soude.................	50 —
Acide tartrique......................	3 —

Une autre analyse aurait donné les résultats suivants:

Acétanilide	70 parties.
Bicarbonate de soude............... .	20 —
Caféine..............................	10 —

Antipyrine. — Alcaloïde artificiel, découvert par Knorr.

Syn. — Diméthyloxyquinizine, oxyméthylquinizine méthylée, analgésine ou plutôt diméthylphénylpyrazolone. Formule $= C^{20}H^{10}Az^2O^2$.

Desc. — Corps solide, blanc, en lamelles cristallines, brillantes, sans odeur, fusible à 112°. Très soluble dans l'eau, l'alcool, la benzine, le chloroforme, la glycérine ; peu soluble dans l'éther.

Elle donne avec le perchlorure de fer une coloration rouge sang (caractéristique) ; avec l'acide nitreux, une coloration bleu vert.

Prép. — On fait d'abord agir la phénylhydrazine sur l'éther acétylacétique, il se forme de l'oxyméthylquinizine. On fait agir sur ce corps un mélange d'iodure de méthyle et d'alcool méthylique ; on obtient la diméthyloxyquinizine. Le produit de cette réaction est décoloré par l'acide sulfureux, puis précipité par la soude et purifié par des cristallisations dans l'éther.

Prop. phys. — A la dose de 4 à 5 grammes, prise d'heure en heure par fractions, elle abaisse sensiblement la température durant 5 à 10 heures et au delà. Elle est peu toxique, il faut une dose de $1^{gr},50$ par kilo d'animal pour déterminer des phénomènes d'intoxication. Prise à hautes doses, elle peut déterminer de l'exanthème scarlatiniforme.

Prop. thér. — Expérimentée par Filehne d'Erlangen et Ernst de Zurich, et en France, d'abord par le Dr Huchard, puis par Dujardin-Beaumetz, Féréol, Cadet de Gassicourt et Germain Sée, elle possède à un haut degré des propriétés antipyrétiques et analgésiques.

D'après les expériences de MM. Hénocque, Arduin et Huchard, elle aurait une action hémostatique supérieure au perchlorure de fer et à l'ergotine, et son action se produirait avec une rapidité surprenante ; ils citent un certain nombre de cas de blessures, d'épistaxis, d'ulcères, dans lesquels l'antipyrine en solution à 10 p. 100, ou en substance, en saupoudrant sur la face, a donné les meilleurs résultats.

Elle a été employée avec succès contre la diathèse urique et surtout contre les rhumatismes.

Elle possède la propriété de rendre plus solubles les préparations de caféine et de quinine.

En gynécologie M. Maroschi a observé que l'antipyrine calme les douleurs après l'accouchement et dans la période de dilatation du col, elle régularise les contractions et favorise l'expulsion des corps étrangers. Elle calme la dysménorrhée spasmodique et donne de bons résultats dans la ménorrhagie. M. Maroschi la donne à la dose de 2^{gr},50.

Dans la médecine infantile M. le Dr Denare à la dose de 0^{gr},50 a obtenu de bons résultats dans la chorée, la coqueluche et l'urticaire chronique.

M. le Dr Clemot l'emploie dans la pleurésie à la dose de 6 grammes, il a obtenu des guérisons au bout de 3 à 4 jours, mais il faut continuer l'usage du médicament quelque temps encore, car si on cessait brusquement l'épanchement se reproduirait.

M. le Dr Ryan Tennisson a attiré l'attention sur les propriétés antigalactagogues de l'antipyrine. A la dose de 2 grammes par jour la sécrétion lactée est tarie au bout de 2 à 6 jours sans qu'on ait rien changé au régime alimentaire.

M. le Dr Leroux emploie l'antipyrine avec succès dans l'incontinence d'urine essentielle des enfants.

Le Dr Mac Beatk a eu dans quatre cas de fièvre puerpérale un tel succès qu'il considère l'antipyrine comme un spécifique. Il l'emploie à la dose de 6^{gr},60 six fois par jour.

MODE D'EMPLOI. — Peut être administrée en solution et on peut masquer son goût par de l'écorce d'o-

ranges amères et surtout en cachets, de 0ᵍʳ,50 et
1 gramme.

Injection sous-cutanée.

> Antipyrine........................ 0ᵍʳ,50
> Eau distillée...................... 1 gramme.

DOSES. — Comme antipyrétique, de 50 centigrammes à 1 gramme à la fois, dose répétée toutes
les quatre heures jusqu'à concurrence de 3 grammes
dans la journée. — Comme styptique, en supposi-
toire, 1 gramme dans q. s. de beurre de cacao. —
Comme analgésique, de 2 à 5 grammes par doses de
1 gramme. — En injection hypodermique, de 0ᵍʳ,25 à
0ᵍʳ,50 pour 1 gramme de liquide.

INCOMP. — Salicylate de soude, naphtol, chloral, qui
forment un mélange liquide.

Acide phénique, acide cyanhydrique, acide nitrique,
tannin, nitrite d'amyle, iodures alcalins, arseniate
de soude, sulfate de cuivre, sulfate de fer, sublimé
corrosif, iode.

Décoction, infusion, teinture, extrait de quinquina.

Teinture de cachou, de noix de galle, de kino,
de rhubarbe; infusion de roses, d'uva ursi, de
cachou. Solution de perchlorure de fer, de permanganate de potasse. Sirop d'iodure de fer. Teinture
d'iode. Esprit d'éther nitreux (J. Mollard et Cambell
Starch).

Antisepsie et Antiseptiques. — L'*antisepsie* est
une méthode dont le but est de détruire ou d'arrêter
dans leur développement les micro-organismes infec-
tant l'organisme.

Les *antiseptiques* sont les agents microbicides.

L'Antisepsie doit être distinguée de l'Asepsie (Voy.
Asepsie).

ANTISEPSIE GÉNÉRALE ET ANTISEPSIE SPÉCIALE. — On

fera de l'Antisepsie *générale*, lorsqu'on visera la destruction de tous les microbes sans distinction ; au contraire, dans certains cas, on fera de l'Antisepsie *spéciale*, lorsqu'on emploiera des substances agissant *spécialement* sur un microbe déterminé.

PUISSANCE ANTISEPTIQUE DES MÉDICAMENTS. — M. Miquel a employé un bouillon de bœuf ensemencé par des germes atmosphériques ou par des bacilles adultes et il a fait varier la quantité de la substance antiseptique, jusqu'à ce que la liqueur reste indéfiniment imputrescible. Il a trouvé :

1° *Substances extrêmement antiseptiques :*

Eau oxygénée.....................	$0^{gr},05$
Sublimé corrosif..................	0 07
Azotate d'argent..................	0 08

2° *Substances très fortement antiseptiques :*

Iode.............................	$0^{gr},25$
Chlorure d'or....................	0 25
Chlorure de platine..............	0 30
Acide cyanhydrique...............	0 40
Brome...........................	0 60
Sulfate de cuivre................	0 90

3° *Substances fortement antiseptiques :*

Cyanure de potassium............	$1^{gr},20$
Bichromate de potasse...........	1 20
Gaz ammoniac....................	1 20
Chlorure d'aluminium............	1 40
Chloroforme.....................	1 50
Chlorure de zinc................	1 90
Thymol..........................	2 00
Chlorure de plomb...............	2 00
Azotate de cobalt...............	2 10

Sulfate de nickel................... 2^{gr},50
Azotate d'urane................... 2   80
Acide phénique................... 3   20
Permanganate de potasse......... 3   50
Azotate de plomb................. 3   60
Alun............................ 4   50
Tannin.......................... 4   80

4° *Substances médiocrement antiseptiques :*

Bromhydrate de quinine......... 5^{gr},50
Acide arsénieux................. 6   00
Sulfate de strychnine........... 7   00
Acide borique................... 7   50
Arsénite sodique................ 9   00
Hydrate de chloral.............. 9   80
Salicylate sodique. 10   00
Sulfate ferreux................. 11   00
Soude caustique................ 18   00

5° *Substances faiblement antiseptiques :*

Perchlorure de manganèse........ 25 gr.
Chlorure calcique............... 40
Borate sodique.................. 70
Chlorhydrate de morphine....... 75
Chlorure de strontium........... 85
    —   de sodium............. 90
Chlorure de baryum............. 95 gr.
Alcool pur...................... 95

6° *Substances très faiblement antiseptiques :*

Chlorure d'ammonium......... 115 gr.
Iodure potassique.............. 150
Sel marin...................... 165

Glycérine....................... 225 gr.
Hyposulfite sodique............. 275

La proportion indiquée est la dose minimum. Ces nombres s'appliquent aux spores des bactéries et non à celles des moisissures. Les vapeurs d'iode, de brome, de chlore, d'hydrogène, de carbone, de soufre, d'acide azoteux, agissent sur les poussières dans une période de temps qui varie de quelques heures à dix jours.

ANTISEPTIQUES PROPRES A CHAQUE MICROBE PATHOGÈNE. — M. le Dr Constantin Paul a fait ressortir l'importance de l'étude des antiseptiques spéciaux pour chaque microbe. Il a présenté au Congrès de thérapeutique le tableau d'échelle d'action pour la lutte contre chaque microbe en particulier.

Fièvre typhoïde.

Sublimé .... 1 p. 20,000
Sulfate de quinine................. 1 p.   800
Acide phénique .... 1 p.   200
    — chlorhydrique .... 1 p.   100
Chlorure de chaux.................. 5 p.   100

1° Substances stérilisant complètement les cultures :

Acide hydrofluosilicique.	Fluosilicate de potasse.
Ammoniaque.	Polysulfure de potassium.
Fluosilicate de fer.	Silicate de soude.

2° Substances qui, à faible dose, rendent les cultures peu appréciables :

Acétate de soude.	Alcool éthylique,
Acétophénone.	— méthylique.
Acide arsénieux.	Azotite de potasse.
— borique.	Benzine.
— picrique.	Créosote.
— pyrogallique.	Chloroforme.
— sulfureux.	Éther.

Fluorure de sodium.	Oxalate neutre de potasse.
Huile de naphte.	Salol.
Iodoforme.	Sulfate d'alumine.
Menthol.	Toluène.
Nitrobenzine.	

3° Dans cette troisième catégorie, les cultures sont évidentes, mais prospèrent difficilement :

Acétanilide.	Chlorure de cobalt.
Acétone.	Essence de térébenthine.
Aldéhyde.	— d'eucalyptus.
Alun ammoniacal.	Eucalyptol.
Alun de chrome.	Ferrocyanure de potassium.
Arséniate de soude.	Iodure de potassium.
Azotate de cobalt.	Lactate de zinc.
— de potasse.	Naphtylsulfate de soude.
Benzophénone.	Sulfate de soude.
Bichromate d'ammoniaque.	— de zinc.
Bi-iodure de mercure.	Sulfite de soude.
Caféine.	Résorcine.
Chlorate de potasse.	Terpine.
Chlorure d'aluminium.	Terpinol.

Choléra. — Le bacille virgule ne se développe pas dans un milieu acide. Il suffira de l'addition d'une goutte d'acide chlorhydrique à 1 p. 100.

Autres agents qui s'opposent au développement du bacille virgule :

Sublimé......................	1 p.	100.000
Sulfate de quinine................	1	5.000
— de cuivre.................	1	500
Acide phénique..................	1	400

Antisepsie chirurgicale. — Les antiseptiques employés le plus couramment en chirurgie sont les suivants :

Acide borique. — Solution 40/1000 :

Acide borique...............	40 gr.
Eau distillée	Q. S. p. 1000 c. c. (à chaud).

Employée exclusivement dans la chirurgie infantile et l'oculistique.

BICHLORURE DE MERCURE OU SUBLIMÉ CORROSIF. — Solution à 1/1000.

Employée pour le lavage des plaies, et l'antisepsie du chirurgien et de ses aides; ne doit pas être employée pour désinfecter les instruments métalliques.

BIIODURE DE MERCURE. — Solution à 1/2 p. 1000. Employée surtout en obstétrique pour les injections intra-utérines.

CATGUT.

Acide phénique en solution concentrée chirurgicale......................	Q. V.
Huile de genévrier...................	Q. V.
Acide chromique.....................	1/100
Acide borique......................	40 p. 100
Iodoforme..........................	5 —
Alun..............................	30 —

CHLORURE DE ZINC. — Solution 1/100 :

Chlorure de zinc...........	20 grammes.
Eau.....................	Q. S. pour 1000 c. c.

Usitée pour le lavage des salles de chirurgie.

COTON HYDROPHILE. — On le prépare en traitant alternativement du coton par de l'acide chlorhydrique, puis par une solution de soude; on lave à grande eau, puis à l'eau distillée jusqu'à ce que l'eau du lavage ne précipite plus le nitrate d'argent; enfin on sèche.

Employé pour les pansements, il tend à remplacer les éponges.

ÉPONGES ANTISEPTIQUES. — On choisit des éponges que l'on fait immerger dans une solution de permanganate de potasse jusqu'à ce qu'elles aient acquis une teinte brun foncé ; on les retire de ce bain et on les plonge dans une solution concentrée de sulfite ou d'hyposulfite de soude additionnée d'acide chlorhydrique. Sous l'influence du gaz sulfureux et de l'acide chlorhydrique, les éponges blanchissent, on les lave à grande eau avec de l'eau aseptisée et, finalement, on les conserve dans une solution phéniquée ou dans de la liqueur de van Swiéten.

GAZE ANTISEPTIQUE. — Elle se prépare en traitant de la même manière la tarlatane du commerce.

Le coton hydrophile et la gaze servent de base à des préparations antiseptiques. Il suffit d'en imprégner une solution titrée d'antiseptique, puis on sèche sans élévation de température. On prépare ainsi des cotons et gazes :

Phéniqué à..................	5 p. 100
Au sublimé..................	1 —
A l'acide salicylique..........	5 et 10 p. 100
A l'ac. salicylique et camphre..	10 —
A l'iodoforme................	5, 10 et 50 —
Au bi-iodure de mercure......	0,50 —
A l'acide borique.............	5 p. 100
Au tannin....................	33 —
A l'alun.....................	30 —
Camphré.....................	30 —
Au perchlorure de fer........	5 —
Au sel d'Alembroth..........	2 —
A l'eucalyptol................	5 —
Iodé	6 —
Au thymol...................	3 —
Au salol	5 —

HUILE PHÉNIQUÉE. — A 1/100 contre les brûlures. Huile phéniquée à 1/10 :

Phénol......................	10 gr.
Huile d'amandes douces......	Q. S. pour 100 c. c.

Employée pour la conservation des fils de catgut, ou pour la désinfection des sondes.

HYDRATE DE CHLORAL.

Chloral hydraté.............	1 gr.
Eau distillée................	Q. S. pour 100 c. c.

Lavage de la plèvre après empyème, pansement des plaies gangréneuses et fétides.

IODOFORME. — La poudre d'iodoforme est appliquée sur la plaie directement.

Dans le cas d'abcès froids, on injecte une solution d'iodoforme dans l'éther.

    Iodoforme..................... 10 grammes.
    Ether......................... Q. S. pour 100 gr.

NAPHTOL CAMPHRÉ. — Naphtol et camphre P. E.
Employé par M. le Dr Périer comme antiseptique puissant.

PERMANGANATE DE POTASSE. — Solution à 1/100. Employée pour le lavage des plaies fétides.

PHÉNOL. — Solution forte à 1/20 :

    Phénol....................   50
    Alcool....................   50
    Eau distillée............ Q. S. pour 1000 c. c.

On colore en rouge par la fuschine.

Employée pour le lavage du champ opératoire et de la plaie avant la suture.

Solution faible à 1/40 :

    Phénol....................
    Alcool....................
    Eau distillée............ Q. S. pour 1000 c. c.

Employée dans les bains antiseptiques pour panaris, et plaies par écrasement.

Solution concentrée à 70/100 :

    Phénol....................   70 gr.
    Alcool.................... Q. S. pour 100 c. c.

Employée pour la désinfection des instruments de chirurgie.

SALOL. — Employé directement sur les plaies et les ulcérations, en les saupoudrant.

BOCQUILLON LIMOUSIN.   3

Antisepsie médicale. — Les antiseptiques les plus employés dans la pratique journalière de la médecine sont les suivants :

ACIDE BORIQUE. — Solution à 40/1000.

Employée pour le lavage de la bouche, de la vessie et de la plèvre.

BICHLORURE DE MERCURE OU SUBLIMÉ CORROSIF. — Solution à 1/1000 :

Bichlorure de mercure....	1 gramme.
Alcool......................	100 c. c.
Eau distillée..............	Q. S. pour 1000 c. c.

Employée presque exclusivement pour le lavage des plaies, et le lavage de la plèvre dans la pleurésie purulente.

HYPOSULFITE DE SOUDE 5 0/0.

Employé en injections vaginales, contre la métrite, la vaginite et le cancer utérin.

NAPHTOL B. — Employé pour l'antisepsie intestinale, d'après M. Bouchard et associé au salicylate de bismuth.

Naphtol B......................	0,25
Salicylate de bismuth...........	1 à 2 grammes.

2e solution.

Naphtol B......................	
Alcool.........................	3
Eau...........................	62

M. le Dr Fernet injecte 20 grammes de cette solution sous la plèvre dans la pleurésie purulente.

NAPHTOL CAMPHRÉ P. E. — Expérimenté par le Dr Périer et le Dr Fernet ; a donné de bons résultats dans les ulcérations du col de l'utérus et dans la diphtérie.

NITRATE D'ARGENT. — 0^{gr},50 à 1 gramme p. 100.

Employé avec succès contre l'ophtalmie purulente des nouveau-nés.

Permanganate de potasse. — 1 p. 100, contre la blennorrhagie.

Phénol. — Solution à 1/40 :

    Phénol...................... 25
    Alcool...................... 25
    Eau...................... Q. S. pour 1000 c. c.

Employée couramment contre les furoncles, anthrax et abcès.

Solution pour usage interne :

    Eau........................... 1000 grammes.
    Phénol cristallisé............... 1 gramme.

Employée pour l'antisepsie stomacale et intestinale.

Phénol camphré P. E. — Employé contre la diphtérie.

Résorcine. — 2 p. 100, contre la blennorrhagie.

Saccharine. — 1 gramme p. 100, contre la blennorrhagie.

Salol. — Usage interne, en cachets, contre la dilatation d'estomac et la fièvre typhoïde.

Tannin. — Solution 5 p. 100.

Préconisée en lavages contre l'ozène et à l'intérieur contre la tuberculose.

Antiseptine. — Desc. — Poudre soluble dans l'eau à odeur non désagréable.

Prép. — On combine l'iodure de zinc au borothymolate de zinc.

Prop. bact. — Antiseptique puissant qui n'est ni toxique, ni irritant.

Prop. thér. — Employé comme antiseptique et

désinfectant quand les plaies sont irritées. Usité contre l'intertrigo des enfants.

Mode d'emploi. Doses. — Solution aqueuse à 2 p. 100, pommade avec de la vaseline à 10 p. 100.

Antiseptol. — Syn. — Iodosulfate de cinchonine.

Desc. — Poudre impalpable, très légere, de couleur brun kermès; inodore, insoluble dans l'eau, soluble dans l'alcool et le chloroforme.

Prép. — M. Yvon préconise la préparation suivante : On dissout le sulfate de cinchonine dans l'eau (25 grammes de sel pour 2000 grammes d'eau) et on le précipite par une solution d'iodure de potassium ioduré qu'il ne faut pas employer en excès ; la liqueur doit retenir encore un peu de sulfate de cinchonine. Il se produit un volumineux précipité, qu'on recueille sur un filtre et qu'on lave jusqu'à ce que l'eau qui s'écoule ne renferme plus d'iode, et on fait dessécher à air libre.

Enfin, et ce n'est pas un de ses moindres avantages, il peut être préparé facilement.

Prop. thér. — S'emploie au lieu et place de l'iodoforme, et, dans les essais thérapeutiques, il s'est montré tout aussi efficace que ce dernier.

Antithermine. — Syn. — Acide phénylhydrazinlévulinique.

Prép. — On l'obtient en combinant l'acide lévulinique ou acéto-propionique avec la phénylhydrazine. L'anhydride de cet acide, qui est seul employé, se prépare en chauffant cet acide à 170°.

Prop. thér. — Antithermique, analgésique, antiseptique et fébrifuge.

Mode d'emploi. Doses. — Cachets médicamenteux, à la dose de 25 à 50 centigrammes.

Apionine. — Syn. — Benzo-phénonéide.

Desc. — On l'obtiendrait en combinant le chlorure de tétrazo-diphényle avec l'acide orthoxybenzoïque.

Prop. thér. — Renommé par M. le Dr Galezowski en oculistique. Employé avec avantage dans les ulcères de la cornée et les kératites.

Mode d'emploi. Doses. — Lavage de la cornée à l'aide d'un pinceau avec une solution aqueuse de 1 p. 100.

Apocodéine. — $C^{18}H^{19}AzO^2HCl$.

Prép. — Même préparation que pour l'apomorphine.

Prop. thér. — Expectorant.

Mode d'emploi. Doses. — Usage interne. Pilules de 0^{gr},18 à 0^{gr} 24 à la dose de 1 par jour.

Injection sous-cutanée à la dose de 0^{gr},01 à 0^{gr},03 par jour.

Apocynum cannabium L. — Syn. — Chanvre du Canada.

Desc. — Plante de la famille des Apocynacées, qui croît dans l'Amérique du Nord, depuis la Caroline jusqu'à la baie d'Hudson.

Comp. — MM. Schmiedeberyet et Lavater en ont retiré deux substances rentrant dans la catégorie des médicaments cardiaques, et qu'ils désignent sous le nom d'*apocynine* et d'*apocynéine*.

L'apocynine, à petite dose, produit l'arrêt du cœur en systole, chez les grenouilles.

L'apocynéine est comparable à la digitaline, tant au point de vue de ses propriétés chimiques, qu'au point de vue de son action physiologique.

Prop. thér. — La racine est employée, aux États-Unis, sous forme de décoction, comme diurétique et diaphorétique, contre l'hydropisie. A haute dose, elle agit comme éméto-cathartique. Elle est vermifuge. Employée contre la dyspepsie, la scrofule, le rhumatisme. La plante fraîche contient un suc laiteux qui enflamme les muqueuses. La plante entière sert à empoisonner des cours d'eau.

MODE D'EMPLOI. DOSES. — Teinture à 1/10, de 5 à 40 gouttes. — Poudre, 3 à 6 centigrammes. — Teinture à 1/5,4 grammes. — Décoction, 10 grammes pour 250 grammes d'eau.

Apomorphine (Chlorhydrate d'). — DESC. — Soluble dans 40 parties d'eau et d'alcool, insoluble dans l'éther et le chloroforme. A l'air et à la lumière, le produit se colore en vert.

L'apomorphine est de la morphine, moins une molécule d'eau.

PRÉP. — On chauffe en tubes scellés à 110° pendant vingt-quatre heures du chlorhydrate de morphine avec de l'acide chlorhydrique. On précipite par de la potasse diluée. On reprend par l'alcool et on ajoute la quantité théorique d'acide chlorhydrique, puis on fait cristalliser.

PROP. THÉR. — Emétique non irritant, rapide, auquel on doit avoir recours en certains cas. Utilisé à petites doses, comme expectorant, dans la bronchite et l'asthme.

MODE D'EMPLOI. DOSES. — Injection hypodermique, à la dose de 5 à 10 milligrammes, comme émétique. — Potion expectorante, à la dose de 1 à 3 milligrammes.

Apone. — SYN. — Teinture de piment des jardins concentrée.

PRÉP. — On prépare ce médicament avec le *Capsicum annuum* ou *frutescens*, famille des Solanacées.

PROP. THÉR. — Usage externe : révulsif et épispastique, recommandé par le Dr V. Poulet, contre le rhumatisme articulaire et les phlegmasies, en frictions

Usage interne : usité contre les hémorrhoïdes. Il provoque une augmentation de sucs salivaire et gastrique. Il active les mouvements péristaltiques de l'intestin. Il combat avec succès la dyspepsie atonique et la manie.

Netchaëf recommande dans la pneumonie chez les alcooliques la formule suivante de *teinture* :

Teinture de capsicum annuum.....   4 grammes.
Eau   180   —

Sans influence sur la durée de la pneumonie, elle la rend plus bénigne, améliore l'appétit et procure un sommeil calme et profond.

M. J. Sawyer recommande la *teinture éthérée* de capsicum, pour faire des applications locales dans la goutte subaiguë ou chronique, les rhumatismes musculaires et chroniques, le catarrhe bronchique et la bronchite chronique.

Mode d'emploi. Doses. — Teinture simple :

Poudre de capsicum...............   1 gramme.
Alcool à 80°..................   25   —

Laissez macérer huit jours, exprimez et filtrez. Teinture concentrée :

Capsicum en poudre.............   300 grammes.
Alcool à 90° ....   Q. S.

En macération de vingt-quatre heures, de façon à obtenir par déplacement 900 grammes de produit.

On applique la teinture avec un pinceau sur les parties sur lesquelles on veut obtenir la rubéfaction. — A l'intérieur, de 3 à 10 gouttes contre la dyspepsie et de 10 à 20 gouttes contre les hémorrhoïdes.

Araroba. — Syn. — Poudre de Goa. Limousin en a fait le premier l'historique.

Desc. — Ce produit provient de Bahia (Brésil). On le trouve dans les fentes d'un arbre nommé *Angelim amargosa* ou *Andira araroba*, de la famille des Légumineuses.

Comp. — Limousin en a isolé la *chrysarobine*, produit identique à l'acide chrysophanique.

Prop. thér. — Employée avec succès contre l'herpès circiné, le psoriasis et autres affections cutanées.

Mode d'emploi. Doses. — Pommade, de 4 à 8 grammes de poudre pour 30 grammes d'axonge et de glycérine.

Arec. — Desc. — Noix provenant de l'*Areca catechu* L., de la famille des Palmiers, qui croît en Océanie et dans l'Inde.

Comp. — Bombelon a trouvé trois alcaloïdes : l'un, l'*arécaline*, présente des analogies avec la pelletiérine et est tænicide ; un autre, l'*arécaïne*, est toxique et a des effets semblables à ceux produits par la muscarine $C^8H^{13}AzO^2$.

Prop. thér. — Mâchée avec des feuilles de bétel et de la chaux, elle constitue un masticatoire fort employé par les Indiens. En Angleterre on l'utilise comme tænifuge, mais elle n'agit pas sûrement.

Mode d'emploi. Doses. — On mélange de la poudre de noix d'arec dans du lait à la dose de 15 à 25 grammes. M. Égasse conseille de ne pas dépasser la dose de 8 grammes, à cause du danger que l'arécaïne pourrait occasionner par sa toxicité.

Aristol. — Syn. — Biiodure de dithymol $C^{17}H^{18}I_o^2O^2$.

Prép. — On l'obtient en traitant une solution d'iode dans l'iodure de potassium par le thymol dissous dans la soude caustique. Il se forme un précipité rouge brun d'aristol, insoluble dans l'eau, peu soluble dans l'alcool, soluble dans l'éther.

PROP. THÉR. — Préconisé par MM. Erchoff et Boymond comme succédané de l'iodoforme ; il agit énergiquement, sans action nocive et sans odeur, dans les maladies de peau comme le psoriasis ; il ne colore pas la peau et ne produit pas de conjonctivite. Son effet est très bon sur les plaies et les brûlures, l'épithélioma, d'après le Dr Brocq.

MODE D'EMPLOI. DOSES. — Liniment mélangé à l'huile. — Pommade à la vaseline, à la dose de 10 p. 100. — Poudre employée comme topique en saupoudrant la plaie.

Asclepias curassavica L. — SYN. — Blood-Flower. Inde et Amérique du sud.

PROP. THÉR. — Les houppes terminales des fleurs sont employées comme hémostatique et contre la gonorrhée.

Asclepias tuberosa L. — DESC. — Plante appartenant à la famille des Asclépiadacées, qui croît aux États-Unis, du Massachusetts à la Géorgie.

COMP. — Elle contient l'*asclépiadine*.

PARTIE EMP. — La racine.

PROP. THÉR. — Elle est diaphorétique et expectorante, sans être stimulante. A dose élevée, elle possède des propriétés cathartiques. Elle est employée pour combattre les congestions locales, dans la bronchite, le catarrhe, la pneumonie, la pleurésie, la diarrhée, les rhumatismes aigus et chroniques.

MODE D'EMPLOI. DOSE. — Poudre, de 1^{gr},30 à 4 grammes, plusieurs fois par jour. — Extrait fluide, de 1^{gr},80 à 7^{gr},20.

Aseptol. — SYN. — Acide sulfobenzidique. Acide

orthooxyphénylsulfureux. Acide sozolique. Sulfo-
carbol.

Desc. — Liquide sirupeux, de densité de 1,400 ;
cristallise en petites aiguilles déliquescentes ; se décompose à la distillation, très soluble dans l'eau.

Il est moins vénéneux que l'acide phénique et
offre une odeur plus agréable.

Prép. — On mélange de l'acide sulfurique et de
l'acide phénique, et on les laisse en contact pendant
plusieurs semaines.

Prop. thér. — Il est peu caustique, il n'est pas
irritant et son usage peut être continué pendant une
certaine durée contre les affections de la peau, des
yeux et de la vessie. Étant peu vénéneux, il peut
être employé à l'intérieur à des doses relativement
considérables, ainsi qu'en solution concentrée dans le
traitement de la pharyngite et de la laryngite diphté-
ritique. Il peut remplacer à l'intérieur l'acide salicylique, auquel il est supérieur par la solubilité.

Mode d'emploi. Doses. — A l'intérieur, M. Vigier préconise une limonade, à la dose de 6 grammes d'aseptol pour 1000 grammes d'eau. — A l'extérieur, solution de 1 à 10 p. 100.

Asimina triloba Dun. — Syn. — *Anona triloba* L.
Corossol trilobé. Asiminier.

Descr. — Arbuste de la famille des Anonacées, qui
croît dans l'Amérique du Nord.

Comp. — Contient un alcaloïde, l'*asiminine* (Lloyd),
insoluble dans l'eau, soluble dans l'alcool et l'éther,
assez semblable à la morphine par ses réactions.

Part. empl. — Feuilles et graines.

Prop. thér. — Les feuilles broyées sont usitées
pour cicatriser les plaies. Les graines sont antipso-
riques. L'asiminine est, d'après M. Bartholow, un
anesthésique local, et possède une action sédative

puissante, qui succède à une première période d'excitation. Elle ralentit le cœur, sans l'affaiblir.

Asteracantha longifolia Nees. — Syn. — *Hygrophila spinosa* And.

Desc. — Plante de la famille des Acanthacées. Elle croît dans l'Inde au Malabar.

Prop. thér. — La racine est un diurétique puissant, employé avec succès dans l'hydropisie, la gravelle et l'anasarque.

Les graines sont diurétiques, aphrodisiaques et contiennent beaucoup de mucilage.

Mode d'emploi. Doses. — Infusion concentrée (1 pour 7), à la dose de 1^{gr},80 à 5^{gr},40. — Décoction, 60 grammes pour 600 grammes d'eau, à la dose d'une 1/2 tasse à thé.

Atherosperma moschata Labill. — Syn. — Sassafras australien.

Desc. — Plante de la famille des Méliacées, qui croît en Australie et en Tasmanie.

Part. empl. — L'écorce, qui sert de thé aux Australiens.

Prop. thér. — Diaphorétique et diurétique, employé dans l'asthme et autres affections des poumons et dans quelques maladies de cœur. La décoction est tonique et antiscorbutique.

Mode d'emploi. Doses. — Teinture au 10e, de 30 à 60 gouttes par jour. — Huile essentielle, de 1 à 3 gouttes, toutes les six heures.

Azadirachta indica Juss., **Melia Azadirachta L.** — Syn. — Lilas des Indes. Patenotre. Faux sycomore.

Desc. — Plante de la famille des Méliacées, qui croît dans l'Inde et dans la Chine.

Prop. thér. — Graines émétiques ; écorce antiputride, amère, anthelminthique, stimulante ; huile de graines antirhumatismale. On en fait usage dans les fièvres pernicieuses, les fièvres intermittentes, la débilité et les longues convalescences.

Mode d'emploi. Doses. — Teinture, comme tonique, de 2 à 8 grammes par jour ; comme antipériodique, 4 grammes, toutes les deux heures avant les accès. — Décoction, comme antipériodique, de 15 à 30 grammes, toutes les deux heures avant la menace d'accès ; comme tonique, 50 centigrammes, trois fois par jour.

Baptisia tinctoria R. Br. — Syn. — *Sophora tinctoria* L. Indigo sauvage.

Desc. — Plante de la famille des Légumineuses, qui croît aux États-Unis.

Comp. — Contient trois principes : la *baptisine*, glucoside amer ; la *baptine*, glucoside purgatif ; la *baptitoxine*, alcaloïde très toxique, agissant à la façon du curare.

Prop. thér. — A doses élevées, elle est éméto-cathartique ; à doses modérées, elle est laxative. On l'emploie dans la scarlatine, la fièvre typhoïde, la gangrène et l'angine putride. Le Dr Stevens l'a employée avec succès contre la dysenterie.

La baptisine est un remède américain, obtenu en précipitant par l'eau la teinture de *baptisia tinctoria*. Elle est usitée comme antiseptique, altérant, tonique, laxatif, émétique, suivant la dose, dans les affections du foie, l'érysipèle ; elle peut déterminer l'avortement.

Mode d'emploi. Doses. — Décoction, 30 gr. pour 600 gr. d'eau. — Baptisine, 2 centigrammes comme tonique ; 10 centigrammes comme laxatif ; 20 centigrammes comme émétique. — Extrait fluide, de

3^{gr},60 à 14^{gr},50. — Teinture à 1/5, de 1^{gr},50 à 3^{gr},50.

Baume de Gurjun ou **Gurjum**. — Syn. — *Diptero-carpus lœvis* Gœrt.

Desc. — Arbre de la famille des Diptérocarpées, qui croît dans l'Inde, en Cochinchine. Il en découle un baume visqueux et fluorescent, à odeur de copahu.

Comp. — Fluckiger a analysé le produit, il a trouvé une huile essentielle $C^{20}H^{32}$, une résine acide qui contient de l'acide gurjumique $C^{44}H^{64}O^{5}+3H^{2}O$, une résine indifférente $C^{8}II^{46}O^{2}$.

Prop. thér. — Préconisé d'abord par C. Shau-gnessy, puis vulgarisé en France par M. Natton. C'est un succédané du copahu, pour combattre les accidents blennorrhagiques, le catarrhe pulmonaire et les sécrétions muco-purulentes de la vessie.

Recommandé par le Dr Murrell comme un bon expectorant dans la bronchite. Il a l'avantage, sur le baume de copahu, de ne pas provoquer d'éruption.

On l'emploie à l'extérieur contre la lèpre. Le Dr E. Vidal le considère comme le meilleur topique, pour guérir les ulcérations lépreuses.

Mode d'emploi. Doses. — De 2 à 4 grammes. — Capsules. — Bols. — Émulsion :

Baume de gurjum............ ⎱ ãã parties égales.
Eau de chaux............... ⎰

On étend cette émulsion sur des plumasseaux de charpie, avec lesquels on panse les ulcérations lé-preuses.

Bela. — Syn. — *Coing du Bengale*.

Desc. — Fruit demi-mûr et desséché de l'*Ægle Marmelos*, de la famille des Aurantiacées. Ce fruit est une baie de la dimension d'une grosse orange, à peu près sphérique, mais aplatie aux extrémités; il est couvert d'une écorce ferme, et est formé de 10 à 15 cellules, contenant, outre les graines, un mucilage tenace, qui, desséché, est dur et transparent.

PROP. THÉR. — Les feuilles sont anti-asthmatiques.

Le fruit est très astringent au goût, et la pulpe devient mucilagineuse au contact de l'eau; ses propriétés astringentes le rendent utile dans la diarrhée, la dysenterie, l'atonie de la muqueuse intestinale; il guérit sans occasionner la constipation.

MODE D'EMPLOI. DOSES. — A la dose de 30 à 60 grammes, toutes les deux ou trois heures. — Extrait fluide (*British Pharmacopeia*), à la dose de 4 à 8 grammes.

Dans les Indes anglaises, on emploie une décoction :

```
Fruit desséché....................  64 grammes.
Eau .............................   600    —
```

On fait bouillir jusqu'à réduction de 125 grammes.

Benzanilide. — Formule $C^6H^5CO - AzH - C^6H^5$.

DESC. — Poudre blanche, cristalline, insoluble dans l'eau, soluble dans l'alcool (58 parties d'alcool à 20° et 7 parties d'alcool bouillant), difficilement soluble dans l'éther.

PRÉP. — Résulte de l'action du chlorure de benzoïle sur l'aniline, ou de celle de l'acide benzoïque sur l'aniline, en proportions équivalentes et à ébullition.

PROP. THÉR. — Le Dr Kahn en a obtenu de bons résultats, comme antipyrétique, dans la thérapeutique infantile (pneumonie, méningite, phtisie, bronchites). D'après les expériences faites dans la série des anilides, la benzanilide, l'acétanilide, la salicylanilide sont seules actives et la benzanilide s'est montrée supérieure par l'absence d'effets consécutifs désavantageux.

Doses. — On l'administre aux enfants à la dose de 10 à 60 centigrammes.

Benzeugénol. $C^{18}H^6, C^{14}HO^4, C^2O^4O^2$.

Syn. — Éther benzoïque de l'eugénol.

Desc. — Cristaux incolores, inodores, amers, peu solubles dans l'eau, très solubles dans l'alcool chaud, le chloroforme, l'éther et l'acétone, se colore en rouge pourpre avec l'acide sulfurique. Fond à 70°,5.

Prép. — On met en contact pendant 2 heures de l'eugénol et du chlorure de benzoyle à molécules égales, on chauffe légèrement, on reprend la même par de l'alcool bouillant, on filtre et le benzeugénol pur se dépose par refroidissement.

Prop. thér. — L'eugénol qui constitue la presque totalité de l'essence de girofles jouit de propriétés antiseptiques analogues à celles des phénols et du gaiacol et on a proposé de le substituer à ce dernier dans le traitement de la tuberculose en injectant une solution de 10 p. 100 d'eugénol dans de l'huile d'olive stérilisée.

Quand on veut prescrire de l'eugénol par voie buccale on a été obligé à cause de son goût désagréable de faire le composé benzeugénol que l'on donne aux mêmes doses que l'eugénol et le gaiacol.

Bétol. — Formule $C^{20}H^6(I^{14}H^6O^6)$.

Desc. — Soluble dans les huiles et l'alcool, il fond à 95°.

Prép. — Obtenu en faisant agir le naphtol β sur l'acide salicylique, en présence d'un déshydratant, comme l'oxychlorure de phosphore. Il joue chimiquement le rôle d'un éther analogue au salol.

Prop. thér. — Antiseptique et antipyrétique, préconisé contre la cystite, le catarrhe vésical et le rhumatisme articulaire, pour remplacer le salicylate

de soude et l'acide phénique, à cause de sa non toxicité relative.

Dose. — De 30 à 50 centigrammes.

Bismuth (Borate de). — Desc. — Sel insoluble, d'un
blanc jaunâtre.

Prép. — S'obtient en chauffant un mélange de nitrate acide de bismuth et d'acide borique jusqu'à
fusion.

Prop. thér. — Mêmes usages que le sous-nitrate
de bismuth.

Mode d'emploi. Doses. — Poudre impalpable, aux
mêmes doses que le sous-nitrate (Delpech).

Bismuth (Salicylate de). — Il existe deux sels :
Sel acide $(Bi^2O^3)^3 (C^{14}H^6O^4)^5$.
Sel basique $Bi^2O^3C^{14}H^6O^4 - 2Bi^2O^3,C^{14}H^6O^4$.

Sel usité. — On fait usage en thérapeutique du
salicylate basique.

Prép. — M. Causse a indiqué une bonne préparation de ce composé.

Pour préparer le salicylate de bismuth, on prend
100 grammes de sous-nitrate de bismuth que l'on
dissout dans l'acide chlorhydrique concentré.

Il y a échauffement, dégagement de vapeurs
nitreuses, et le sel entre en solution. On laisse
déposer, et la liqueur éclaircie est reçue dans un
litre d'une solution saturée de sel ammoniac. Il reste
maintenant à supprimer l'acide libre. On y parvient
lentement en ajoutant du sous-nitrate de bismuth
autant que la solution peut en dissoudre ; et, d'une
manière plus rapide, en neutralisant la liqueur avec
de l'ammoniaque dissoute dans la solution saturée
de chlorure d'ammonium. Lorsqu'un précipité persiste, la solution bismuthique qui remplit dès lors les
conditions de neutralité désirées est mélangée avec

une solution de 120 grammes de salicylate de soude
dans 500 grammes de solution de sel ammoniac.

Après quelques secondes, il se forme une abondante cristallisation de salicylate de bismuth. On
lave à l'eau pour éliminer le chlorhydrate d'ammoniaque, essore et sèche.

PROP. THÉR. — Employé avec succès dans le traitement de la fièvre typhoïde. Conseillé contre la
diarrhée, dans les périodes d'épidémie cholérique.
Préconisé par M. Bouchard comme antiseptique de
l'intestin et de l'estomac (dilatation d'estomac). C'est
un bon remède contre le catarrhe d'estomac.

MODE D'EMPLOI. DOSES. — En prises ou en cachets
médicamenteux, à la dose de 1 à 4 grammes.

Salicylate de bismuth................	5 grammes.
— de magnésie.............	5 —
Benzoate de soude.................	5 —

pour 20 cachets à la dose de 2 cachets par jour, que
le Dr Huchard prescrit dans l'antisepsie intestinale.

Bismuth (Sous-iodure de). — DESC. — Le sel se
présente sous forme d'un précipité lourd, adhérent,
de couleur rouge brique avec la composition BiOI
ou BiOI,H^{2}O, insoluble dans l'eau, l'alcool, l'éther et
le chloroforme, décomposable par les acides minéraux forts et les alcalis.

PRÉP. — M. C. Mayo le prépare en triturant 306 parties de sous-nitrate de bismuth avec 165, 6 parties
d'iodure de potassium et assez d'acide chlorhydrique
pour faire une pâte. Le mélange devient jaune et est
alors projeté dans l'eau, où la réaction se complète.

PROP. THÉR. — Employé aux États-Unis, en applications sur les ulcères indolents et en général
substitué à tous les emplois de l'iodoforme, dont il a,
dit-on, toutes les propriétés, avec l'avantage d'être
inodore.

Mode d'emploi. — Appliqué comme topique, en saupoudrant la partie malade.

Bleu de méthylène. —Prop. thér. — Préconisé par Erlich et Lippmann, comme analgésique ; MM. Combemale et François l'ont administrée avec succès dans les névralgies simples ; avec des succès moindres dans les névrites et les douleurs de l'ataxie. Il a souvent donné de bons résultats dans les rhumatismes articulaires aigus et dans un cas de douleurs ostéocopes et d'hydarthrose traumatique. Deux heures après l'injection de ce composé, la douleur disparaissait et ne survenait que six à huit heures après. Aucun phénomène gênant ne fut signalé.

C'est un analgésique qui se fixe sur le cylindre-axe, en modifiant l'exagération morbide des fonctions sensitives du nerf.

Boerhavia diffusa L. — Syn. — Ipéca.
Desc. — Plante de la famille des Nyctaginacées.
Prop. thér. — Laxative et stomachique, employée dans la jaunisse, l'ascite, la rétention d'urine, les inflammations internes, la goutte et les rhumatismes, l'anasarque et l'insuffisance rénale. Administrée comme expectorante dans l'asthme. Elle est aussi émétique.
Mode d'emploi. — Infusion, à la dose d'une cuillerée à café.

Boldo. — Syn. — *Boldoa fragrans* Juss.
Desc.—Plante de la famille des Monimiacées, originaire du Chili.
Prop. thér. — Se donne dans les cas où il faut combattre l'insomnie et obtenir un sommeil tranquille. Très employé contre l'atonie des différents organes, quand la quinine n'est pas tolérée, ou dans la torpeur hépatique, le rhumatisme, la dyspepsie, la

gonorrhée, le catarrhe chronique de la vessie ; enfin il est balsamique et carminatif, utile dans les abcès du foie, quand la fièvre a disparu. Les feuilles **sont** digestives, carminatives et diaphorétiques.

Doses. — Teinture 1/5, de 20 à 30 gouttes, 3 fois par jour. — Extrait fluide, de 1 à 5 gouttes. — Vin (3 parties de feuilles par 100 grammes de vin de Madère), une cuillerée à dessert. — Feuilles, de 8 à 16 grammes. — Boldine (soporifique), de 4 à 8 grammes.

Bonduc. — Syn. — *Cæsalpinia Bonduccella* Flem. *Guilandina Bonduccella* L.

Desc. — Plante de la famille des Légumineuses-Cæsalpinées, qui croît dans l'Afrique, l'Asie et l'Amérique tropicale.

Part. empl. — Les semences.

Comp. — Contient une résine, que l'on appelle *bonducine* et qui est le principe actif.

Prop. thér. — Ce médicament, mélangé à l'huile de ricin, est employé en applications contre l'hydrocèle. Il serait tonique et antipériodique ; il **agirait** souvent aussi vite que la quinine.

Mode d'emploi. Doses. — On administre les semences, à la dose de 50 à 75 centigrammes, 2 fois par jour. — Teinture 1/5, 30 gouttes. — Poudre composée de bonduc et poivre noir, de 1 à 2 grammes, 3 fois par jour. — Bonducine, de 10 à 20 centigrammes.

Borate d'ammoniaque. — Prop. thér. — Le professeur Laskevich accorde une grande valeur à ce sel *dans le traitement de la phtisie. Il diminue l'expec*toration et souvent abaisse la pyrexie dans la première période de la maladie. On peut y joindre des sédatifs, opium ou jusquiame.

Doses. — A l'intérieur, de 1 à 4 grammes. D'après Laskevich, la dose quotidienne est de 25 centigrammes trois fois par jour. — A l'extérieur, de 2 à 10 grammes.

Borate de quinoïdine. — Desc. — Poudre amorphe, jaunâtre, soluble dans 3 p. d'eau froide, ce qui rend cette solution préférable à celle du sulfate de quinine pour les injections hypodermiques.

Prép. — Combinaison de la quinoïdine brute avec l'acide borique.

Comp. — Contient 54 parties de quinoïdine sur 100.

Doses. — 1 gramme de borate de quinoïdine équivaut à 66 centigrammes de sulfate de quinine.

Boussingaultia baselloides. — Desc. — Plante de la famille des Chénopodées baselliacées, qui croît dans l'Amérique du Nord.

Part. empl. — Les racines.

Prop. thér. — Styptique énergique, dans les cas d'hémorrhagie utérine après l'accouchement.

Mode d'emploi. Doses. — Décoction, 90 grammes de racines pour 500 grammes d'eau; une petite tasse, trois fois par jour dans les cas graves; une fois seulement, le soir, dans les cas ordinaires.

Bromoforme. — C^2HBr^3.

Desc. — Liquide, incolore. Il se dissout difficilement dans l'eau froide, facilement dans l'eau chaude, l'alcool et l'éther.

Prép. — On l'obtient en traitant l'alcool par le bromure de chaux, en faisant agir le brome sur les citrates ou malates alcalins.

Prop. phys. — Il produit la narcose, mais à un degré moindre que le chloroforme, sans provoquer de vomissements. La période d'excitation est moins accusée et l'anesthésie est plus durable.

Le bromoforme est un agent anesthésique et hypnotique. En prolongeant l'inhalation, on peut maintenir, aussi longtemps qu'on le veut, les animaux endormis, sans crainte de voir survenir des troubles de la respiration ou de la circulation (Dr Henocque).

Trois opérations furent faites sur des malades anesthésiés par le bromoforme : il ne survint aucun accident fâcheux, ni pendant, ni après la narcose.

Les enfants bromoformés mangent en se réveillant, et s'endorment peu après, sans éprouver de malaise.

PROP. BACT. — Il est très antiseptique. Une solution à 1 p. 100 tue les bactéries.

PROP. THÉR. — Ce médicament exerce une action irritante sur les muqueuses conjonctives et laryngopharyngiennes. M. Stepp l'a employé dans soixante-dix cas de coqueluche, et au point de vue prophylactique, aurait obtenu de bons résultats.

MODE D'EMPLOI. DOSES. — De 10 à 30 centigrammes, chez les enfants ; de 1 gramme à 1^{gr},50, chez les adultes.

M. Stepp recommande la dose quotidienne, suivant l'âge, de 5 à 20 gouttes, sous la forme suivante :

Bromoforme	10 gouttes.
Alcool	3 à 5 grammes.
Eau	100 —
Sirop	10 —

Une à deux cuillerées par heure.

La solution bromoformée est prise avec plaisir par les enfants, malgré sa forte odeur de brome.

Pour arriver à des résultats durables, il faut l'administrer régulièrement à des doses en rapport avec l'âge du malade et la gravité du cas.

Bromol. — SYN. — Tribromophénol.

DESC. — Poudre de couleur jaune citron, de saveur astringente, d'odeur spéciale et non désagréable.

Insoluble dans l'eau. Soluble dans l'alcool, l'éther,

le chloroforme, la glycérine, les huiles fines et essentielles.

Prép. — On l'obtient en saturant de brome l'acide phénique.

Prop. phys. — Peu toxique; donné sans inconvénient à la dose de 0,80 à un chien; antiseptique assez énergique.

Prop. thér. —Préconisé par le Dr Rademaker, de Louisville, à cause de ses propriétés antiseptiques dans le traitement de la diphtérie et le pansement des plaies et ulcères.

Administré en usage interne dans le choléra infantile la fièvre typhoïde et abcès du poumon à la dose de 5 à 15 milligrammes.

Mode d'emploi. Doses. — Pommade.

Bromol...........................	4 grammes.
Vaseline..........................	30 —

Mixture.

Bromol...........................	5 grammes.
Huile d'olives....................	150 —

Cachets médicamenteux de $0^{gr},01$ à la dose de 1 à 2 fois par jour.

Bromure d'ammonium et de rubidium. — Desc. — Cristallise en aiguilles blanches, c'est un sel plus stable que le bromure d'ammonium.

Prép. — On traite une solution d'alun ammoniacal de rubidium par une solution de bromure de baryum, on filtre, on évapore et on fait cristalliser.

Prop. thér. — En supposant que les bromures ont une action d'autant plus grande que le poids atomique est plus élevé, on doit avoir avec le bromure d'ammonium et de rubidium de très bons résultats. C'est ce que l'expérience a confirmé, il a réussi dans beaucoup plus de cas que le bromure de potassium et en particulier dans l'épilepsie, et il est très bien toléré.

Modes d'emploi. Doses. — On le prescrit en solution à la dose de $4^{gr},5$ à 5 grammes par jour.

Bromure d'arsenic. — Desc. — Corps solide, cristallin, de couleur jaune pâle, il fond à 25° et distille à 220°. La formule est $AsBr^3$. Il est très hygrométrique et se décompose au contact de l'eau.

Prép. — On fait réagir l'arsenic métallique sur du brome dissous dans le sulfure de carbone, en employant les proportions de 10 grammes d'arsenic pour 32 grammes de brome. Quand la combinaison s'est effectuée et que le mélange est refroidi, on chasse le sulfure de carbone par distillation.

Prop. thér. — En Allemagne et aux États-Unis, il jouit d'une grande renommée, car à l'action de l'arsenic se joint celle de brome.

Mode d'emploi. Dose. — On prépare une *liqueur de Clémence* analogue à la liqueur de Fowler de 5 à 20 gouttes. — On peut la donner en capsules d'éthérolé, contenant 2 milligrammes, de 1 à 5 par progression.

Bromure d'éthyle. — Desc. — Liquide très volatil, incolore, à odeur particulière qui entête. Densité 1,419.

Prép. — On l'obtient en mélangeant de l'alcool, du phosphore rouge et du brome et en distillant le mélange.

Prop. thér. —Produit l'anesthésie en deux ou trois minutes, ne donne pas d'irritation aux voies respiratoires, employé surtout en gynécologie et pour les petites opérations. On le prescrit en anesthésie locale contre les névralgies, les sciatiques.

Modes d'emploi. — Doses. — Pris en inhalations comme le chloroforme ou pulvérisé sur les parties à anesthésier.

Bromure d'éthylène. $C^4H^4Br^2$.

Desc. — Liquide incolore, d'odeur agréable, de saveur sucrée, bout à 21°, se congèle à 0°.

Prép. — On l'obtient en faisant passer un courant de gaz éthylène pur dans du brome et en ayant soin de refroidir le flacon dans lequel s'opère la réaction.

Prop. thér. — M. le Dr Donath recommande cette préparation bromurée dans l'épilepsie pour éviter les inconvénients inhérents au bromure de potassium et qui se manifestent surtout quand on l'administre à dose très élevée. Les résultats obtenus sont satisfaisants et ce médicament est appelé à rendre des services signalés toutes les fois que, pour une cause ou une autre, le bromure de potassium sera contre-indiqué.

Mode d'emploi. Doses. — Par suite de l'insolubilité du bromure d'éthylène dans l'eau, M. Donath l'a donné en émulsion huileuse à 5 p. 100 :

    Bromure d'éthylène..   5 grammes.
    Huile d'olive........   q. s. p. f. une émulsion à 5 0/0.

A donner (aux adultes), 2-3 fois par jour, 30 gouttes environ dans 1/3 de verre d'eau sucrée ; chaque troisième jour on élève la dose jusqu'à atteindre 40, 50, 70 gouttes par dose. Les enfants de dix, douze ans commencent par des doses de 10, 20 gouttes répétées 2 fois en 24 heures. Ces doses correspondent à $0^{gr},1$ $0^{gr},3$ de bromure d'éthylène (2-3 fois par jour). La dilution avec l'eau sucrée ou avec du lait est indispensable, le bromure d'éthylène en émulsion huileuse à 5 p. 100 irritant fortement la muqueuse stomacale. On peut se servir aussi de la préparation suivante :

> Bromure d'éthylène .... } āā 5 grammes.
> Alcool .... }

A prendre, 2-3 fois par jour 5, 10, 15 gouttes dans 1/3 d'eau sucrée. Agitez énergiquement la solution avant d'en faire usage.

Aux sujets très irritables on peut prescrire des capsules gélatinées dont chacune contient :

> Bromure d'éthylène................. III gouttes.
> Huile d'amande douce VI   —

A prendre, 2 ou 3 fois pour jour, 2 à 4 capsules.

Bromure de nickel. — Prop. thér. — Sel recommandé pour combattre l'épilepsie.

Mode d'emploi. — Pilules. — Sirop.

Dose. — De 3 à 6 centigrammes.

Bromure d'or. — Prop. thér. — Employé contre l'épilepsie et les migraines. Il est mieux toléré que les autres bromures.

Doses. — De 8 à 12 milligrammes, pour les adultes et de 3 à 6 milligrammes, pour les enfants.

Brownea grandicarpa. — Desc. — Plante de la famille des Légumineuses qui croît au Vénézuela et en Colombie.

Part. usit. — Les graines.

Prop. thér. — Aphrodisiaque.

Bryonia dioica. Jacq. — Desc. — Plante de la famille des Cucurbitacées.

Syn. — Couleuvrée, navet du diable, vigne blanche, vigne du diable.

Comp. — Contient un alcaloïde, la bryonine, et un glucoside, la bréine, isolé par M. Petresco de Roumanie.

Prop. thér. — Les propriétés purgatives et diurétiques de la bryone sont connues depuis longtemps.

M. Huchard recommande son emploi dans le traitement de la coqueluche, des affections fébriles et des phlegmasies de l'appareil circulatoire, il donne la bryone en poudre, en décoction, en teinture, en vin.

M. le Dr Petresco préconise la bryone et surtout la bréine comme hémostatique dans le traitement des hémoptisies, des hématomes, des hémorrhagies post partum. Il l'administre sous forme d'extrait fluide ou deglucoside.

M. Cazenave de la Roche l'a employé avec succès dans les phlegmasies des séreuses articulaires et splanchniques ainsi que dans les rhumatismes.

Mode d'emploi. Doses. — Poudre à la dose de 50 grammes à 5 grammes par jour, décoction (8 grammes par 1000). Teinture à 1/5 de 2 à 5 gr. Vin (50 grammes pour 1 litre de vin de Grenache) à la dose de 30 à 60 grammes. Extrait fluide à la dose de 2 à 3 grammes, bréine de 1 à 2 centigrammes.

Butea frondosa Roxb. — Desc. — Arbre de la famille des Légumineuses Papilionacées, qui fournit le *kino*.

Prop. thér. — Les graines sont apéritives et anthelminthiques, quand elles sont données dans du miel. A l'extérieur, mélangées à des astringents et à du sel, elles ont la propriété de faire disparaître les taches blanches de la cornée. Mélangées au jus de citron, elles sont utiles contre l'herpès et la gale.

Les feuilles sont astringentes, toniques et aphrodisiaques et guérissent les brûlures et les boutons. On l'emploie aussi à l'intérieur contre les coliques venteuses, les vers et les hémorrhoïdes.

Les fleurs sont astringentes, dépuratives, diurétiques, aphrodisiaques; appliquées en cataplasmes, elles résorbent les petites tumeurs, ramènent les règles et augmentent la diurèse.

La gomme de l'arbre est astringente et recommandée contre le ptérygion et les opacités de la cornée.

Dose. — La dose des graines pulvérisées est de 1 cuillerée à bouche, deux fois par jour, comme vermifuge.

Butyl-Chloral. — Syn. — Croton Chloral. — Formule C^4HCL^3O. Corps découvert par Kramer et Pinner.

Prép. — On l'obtient en faisant passer un courant de chlore dans l'aldéhyde, maintenu au début dans un mélange réfrigérant. L'action, d'abord très vive, devient ensuite moins intense et, vers la fin de l'opération, il faut élever la température à 100°. Il se dégage incessamment d'abondantes vapeurs d'acide chlorhydrique. L'opération terminée, le liquide est soumis à la distillation fractionnée; on recueille le produit qui distille entre 163° et 165°, qui n'est autre que le butyl-chloral.

La condition indispensable pour arriver à un bon résultat, c'est de faire agir le chlore en excès, jusqu'à ce que son action soit épuisée.

Prop. phys. — Administré à l'intérieur, le butyl-chloral produit rapidement le sommeil, comme son congénère, mais il a ce grand avantage, d'après M. O. Liebreich, de ne jamais produire le ralentissement du pouls et de la respiration.

Le même auteur lui accorde encore une innocuité parfaite pour l'estomac et les autres organes.

Prop. thér. — M. O. Liebreich le considère comme

un des médicaments les plus efficaces pour combattre les névralgies faciales, la douleur cessant bien souvent avant l'invasion du sommeil. Les douleurs névralgiques dépendant de la cinquième paire sont supprimées par ce médicament.

En France, il a été étudié et expérimenté par MM. Worms et Weill et M. Bouchut. Les deux premiers ont constaté l'exactitude des faits avancés par M. O. Liebreich en ce qui concerne son action et le Dr Bouchut conclut ainsi : « Pour les personnes qui ne voudront que dormir, le butyl-chloral pourra être administré ; mais si l'on veut anesthésier, il devra être mis de côté. »

D'après Hare il est supérieur au chloral dans les insomnies suivies de névralgies des nerfs crâniens ; il soulage les névralgies dues à des causes dentaires : il réussit assez bien dans la migraine simple et ophtalmique.

A doses égales, le butyl-chloral est inférieur au chloral et moins actif que lui.

Mode d'emploi. Doses. — Potions. — Pilules. — Lavements. — En injections sous-cutanées, il produit des eschares. — Solution :

Butyl-chloral hydraté	10 grammes.	
Alcool	10	—
Glycérine	20	—
Eau distillée	120	—

Une cuillerée de cette solution contient environ un gramme de butyl-chloral.

On en administre une ou deux cuillerées par jour, contre les névralgies faciales.

Cactus grandiflorus L. — Desc. — Plante de la famille des Cactacées.

Comp. — W. Sultan a isolé le principe actif, la *cactine*.

Prop. thér. — Employée contre les palpitations de cœur (O'Hara, Huchard).

D'après M. Myers, la cactine augmenterait l'énergie des contractions musculaires du cœur, ainsi que la tension artérielle ; elle agirait aussi sur le système nerveux et particulièrement sur la substance grise de la moelle, dont elle exagérerait l'excitabilité réflexe. Sous ce rapport, son action se rapprocherait de celle de la strychnine.

D'après ces données physiologiques, la cactine conviendrait pour combattre l'atonie cardiaque d'origine nerveuse, non compliquée de lésions valvulaires. Elle rendrait également de grands services dans les accidents cardiaques liés à l'intoxication nicotinique.

A l'inverse de la digitale, la cactine pourrait être administrée d'une manière continue, sans danger d'accumulation et sans qu'il se produise de troubles gastriques.

Doses. — Dose maxima : 5 milligrammes.

Mode d'emploi. — Teinture 1/5, de 10 à 40 gouttes, 3 fois par jour. — Extrait fluide, de 5 à 20 gouttes.

Caféine. — Syn. — Théine. — Découvert par Rungle. — Formule $C^{16}H^{10}Az^4O^4$.

Desc. — Alcaloïde du café, du thé, que l'on rencontre dans la noix de kola et le Guarana ; fusible à 180°, volatile à 300°. Forme des sels, citrate, **lactate, malate, valérianate, benzoate et salicylate de caféine.**

Prop. phys. — A fortes doses (30 à 50 centigr.), elle détermine quelques phénomènes d'excitation nerveuse et vasculaire ; à petites doses, elle produit un léger assoupissement, suivi d'une faible stimulation circulatoire, favorable à l'exercice des fonctions animales.

Prop. thér. — Le Dr Huchard rappelle les propriétés toniques, stimulantes et diurétiques de la caféine, qu'il considère comme un excellent cardiaque et un puissant diurétique (Lépine, Gubler, etc.).

Les injections de caféine abaissent la température dans la fièvre typhoïde, et combattent les phénomènes de dépression générale. M. Huchard les conseille dans le choléra.

Mode d'emploi. — Les formules que nous donnons sont dues à M. Tanret, qui s'est préoccupé de trouver des préparations ne laissant pas déposer la caféine.

A l'intérieur, potion :

Eau distillée....................	300 grammes.
Benzoate de soude..............	} ãã 5 —
Caféine........................	

De deux à cinq cuillerées à bouche, par jour.

Pour éviter les accidents gastriques que provoque souvent ce médicament pris par la bouche, si cette potion n'est pas bien supportée, on a recours aux injections hypodermiques.

Benzoate de soude.....................	3 gr. 40
Caféine	2 gr. 50
Eau distillée........................	5 gr. 40 ou q. s.

Pour faire 10 centimètres cubes. Chaque centimètre cube contient 25 centigrammes de caféine.

On peut remplacer le benzoate par le salicylate et le cinnamate de soude.

Voici une autre formule d'injections sous-cutanées :

Benzoate de soude..............	} ãã 1 gramme.
Caféine........................	
Eau distillée..................	3 —

Une seringue de Pravaz contient 25 centigrammes du médicament.

Doses. — A l'intérieur, de 20 à 80 centigrammes.

En injections hypodermiques, 60 centigrammes avec 1 gramme de benzoate de soude et 6 grammes d'eau distillée.

Caju. — Syn. — *Anacardium occidentale* L. Cajuero. Écorce antidiabétique.

Desc. — Plante de la famille des Térébinthacées, qui croît au Brésil, dans l'Amérique centrale et aux Antilles.

Comp. — Le péricarpe des noix contient une huile; c'est le *cardol*, $C^{21}H^{31}O^2$.

Prop. thér. — On emploie l'écorce dans le diabète insipide, en macération; autant que possible, le malade s'abstiendra de boire.

On emploie la noix en application contre les dermatoses rebelles (eczéma, psoriasis).

Le Dr Cazeneuve de la Roche la préconise à l'intérieur contre l'impuissance et surtout contre la débilité consécutive aux grandes maladies. Il a remonté beaucoup de malades atteints de l'influenza, en employant la teinture.

Le cardol, ou huile de péricarpe, est caustique et vésicant. On le recommande en application externe contre la lèpre et les ulcères graves. On doit le manier avec prudence; mais il n'a pas d'action vésicante sur le tube digestif.

Mode d'emploi, Doses. — On fait macérer pendant vingt-quatre heures 30 grammes d'écorce dans 250 grammes d'eau. Doses : un petit verre à vin, 3 à 4 fois par jour. Si au bout de trois à quatre jours, il n'y a pas d'amélioration, on ajoute 10 grammes d'écorce à la macération. — Teinture de noix 1/5, à la dose de 2 grammes dans une potion. — Teinture de cardol à 1/10, de 2 à 10 gouttes, comme vermifuge.

Calotropis gigantea R. Br. — Syn. — Mudar, mercure végétal.

Desc. — Plante de la famille des Asclépiadées, qui croît dans l'Inde et les îles Moluques.

Prop. thér. — Tonique, altérant, diaphorétique, émétique à haute dose.

On l'emploie contre la syphilis, la paralysie, l'épilepsie, les vers, l'herpès, le rhumatisme, la fièvre intermittente, la fièvre hectique, les morsures de serpent, la lèpre, la dysenterie. Le suc laiteux, qui est âcre, sert comme dépilatoire dans la teigne tonsurante ; il est employé aussi pour calmer les douleurs des dents cariées.

Mode d'emploi. — Poudre de la racine, comme tonique altérant à la dose de 25 à 30 centigrammes, 2 fois par jour en cachets médicamenteux. — Poudre d'écorce, comme émétique, à la dose de 2 à 4 grammes.

Camphorique (Acide). — Formule $C^{20}H^{16}O^8$.

Prép. — On chauffe du camphre dans 10 fois son poids d'acide azotique de densité 1,27, dans un réfrigérant à reflux jusqu'à ce qu'il n'y ait plus de apeurs rutilantes. On distille l'acide azotique, on sature de carbonate de soude et on précipite par l'acide chlorhydrique.

Prop. thér. — C'est un médicament propre à combattre les sueurs des phtisiques ou les sueurs ordinaires. Les sueurs normales trop abondantes sont supprimées par l'emploi d'une solution alcoolique. Le Dr Leu a obtenu des résultats satisfaisants en faisant prendre aux phtisiques de 2 à 5 grammes d'acide camphorique. L'effet ne se produit souvent que le lendemain, mais son action persiste.

D'après le Dr Combemale, l'acide camphorique réussit contre les sueurs pathologiques, rhumatisme,

fièvre typhoïde à forme sudorale, cavernes syphilitiques, dyspepsie. De plus il possède des propriétés
antiseptiques ou plutôt destructives des produits solubles microbiens (ptomaïnes, leucomaïnes). L'acide
camphorique agirait aussi sur les diarrhées ordinaires
et les diarrhées diphtériques en calmant les douleurs
de l'entérite tuberculeuse.

M. Bohland s'appuyant sur le fait que l'acide camphorique s'éliminait rapidement par les urines, l'a
employé dans le traitement des maladies des voies
urinaires, et surtout dans la cystite. Il arrête la fermentation ammoniacale, et modifie heureusement
les phénomènes inflammatoires. Il agit surtout dans
la cystite chronique consécutive aux lésions de la
moelle, mais il n'a aucune efficacité sur les cystites
aiguës.

Dans ce cas, il prescrit des cachets de 1 gramme,
au nombre de trois ou quatre par jour, à intervalles
réguliers.

D'après Hartleib, des gargarismes avec une solution à 1 p. 100 d'acide camphorique ont rendu des
services dans l'angine et la pharyngite catarrhale.

Mode d'emploi. Doses. — On emploie la solution
alcoolique ou les cachets à la dose d'abord de
2 grammes, puis de 4 à 5 grammes en deux fois.

Cannabis indica Lam. — Desc. — Plante de la famille des Urticacées, qui croît dans l'Inde et en Perse.

Prop. thér. — On l'emploie, dans l'Inde, contre le
tétanos, le délirium tremens, les convulsions des enfants, les maladies nerveuses, l'asthme et la coqueluche. D'après Arronson, l'alcoolé donne de bons
résultats comme anesthésique local, surtout pour
l'extraction des dents. — On l'a préconisé, en obstétrique, pour hâter le travail de la parturition, dans
le cas d'atonie de l'utérus.

Mode d'emploi. Doses. — Tannate de cannabine, de 7 à 25 centigrammes. — Extrait, de 5 à 10 centigrammes. — Teinture, de 5 à 30 gouttes.

Cantharidate de potasse. — $C^{20}H^{12}K^2O^{10}$.

Prép. — Dans un ballon de 1 litre on chauffe au bain-marie $0^{gr},40$ d'hydrate de potasse avec 20cc. d'eau distillée jusqu'à ce que le liquide soit devenu clair. On complète ensuite le litre en ajoutant de l'eau distillée peu à peu et en chauffant.

Prop. thér. — Le professeur Liebreich préconise ce médicament contre la tuberculose et surtout pour en calmer la toux incessante de la première période ; quand il n'y a pas de lésion du rein, il n'y a aucun accident de congestion du rein lorsque l'on opère avec ménagement.

Mode. d'emploi Doses. — Cette solution s'emploie en injections sous-cutanées. On commence par la dose de 1 milligramme de cantharidate de potasse et on élève la dose au cours du traitement jusqu'à 2 milligrammes. On laisse un jour de repos entre chaque injection.

Carapa guianensis Aubl. — Syn. — Noix de Crab. *Carapa touloucouna.*

Desc. — Plante de la famille de Méliacées, qui croit à la Guyane et au Sénégal.

Comp. — On retire des graines une huile concrète, de consistance de beurre, onctueuse au toucher, jaune, de saveur amère.

Prop. thér. — L'huile est très employée par les naturels contre les affections cutanées, les piqûres de moustiques et de mouches. Les fruits sont émétiques. L'écorce est amère, tonique et fébrifuge.

Carbolate de camphre. — Syn. — Camphre phéniqué.

Prép. — On sature de camphre une solution à 95 p. 100 d'acide phénique liquide.

Prop. thér. — Étudié par M. le Dr Soulès, puis par le Dr Cochrane. Il possède les propriétés antisep tiques du phénol et les propriétés sédatives carminatives du camphre. Il n'a pas la causticité de l'acide phénique.

Mode d'emploi. Doses. — Usage externe : camphre phéniqué, comme caustique, en attouchement sur les plaques diphtéritiques et les plaies fongueuses.

Usage interne : capsules gélatineuses, contenant 10 gouttes de carbolate de camphre.

Carbonique (Acide). — Prop. thér. — Employé en inhalations suivant le Dr Petit, dans la période apyrétique de la coqueluche. On a obtenu la prompte guérison d'une coqueluche datant de plus de six mois, par l'aspiration de ce gaz produit artificiellement ; depuis, les expériences se sont multipliées et des résultats heureux ont été obtenus. Les premiers effets du traitement sont d'arrêter les vomissements, de modifier la toux, d'en éloigner les accès, d'en atténuer l'intensité et de la rendre moins douloureuse. L'appétit revient, les digestions sont faciles; l'état s'améliore et la guérison ne se fait pas attendre.

En inhalation, il arrête les hoquets réfractaires à tout autre traitement; on l'emploie encore dans l'asthme et la toux spasmodique.

Le Dr Bardet l'a employé à l'état gazeux et à l'état solide, comme analgésiant.

M. Debove obtient des effets de révulsion d'une intensité remarquable avec la neige d'acide carbonique. Dans le cas de sciatique, on l'applique ainsi le long du nerf malade.

On l'emploie en injections rectales, associé au gaz acide sulfhydrique, contre la tuberculose; il doit être, pour cet usage, préparé avec des produits purs, et exempt d'air. Si on oublie ces précautions, les injections rectales sont douloureuses et donnent des coliques.

En gynécologie, on donne des injections vaginales de ce gaz comme anesthésiant, dans le cancer utérin.

Enfin on emploie ce gaz, dans la petite chirurgie, comme anesthésique dans les petites opérations, en envoyant un jet pendant quelques minutes sur la partie à opérer.

Carica Papaya L. — Syn. — Papajo. Arbre à Melon.

Desc. — Plante de la famille des Bixacées, qui croît aux Antilles. On retire par incision un suc liquide, laiteux et neutre. On le mélange de glycérine, d'eau sucrée et d'essence de menthe, pour la conservation dans le voyage.

Comp. — Elle contient :

1° De la *papaïne*, étudiée par Wurtz.

2° La *carpaïne*. Nouvel alcaloïde découvert dans les feuilles de papayer, par M. Greshoff, à Java.

Prép. — Les feuilles pulvérisées sont digérées dans l'alcool additionné d'acide acétique ; on distille l'alcool et on traite l'extrait qui reste par l'eau pour séparer de la résine et de la chlorophylle. La solution aqueuse est agitée à plusieurs reprises avec de l'éther et additionnée de carbonate de soude jusqu'a franche réaction alcaline. Le précipité qui se produit est facilement soluble dans l'éther et, par évaporation, se sépare en cristaux étoilés incolores : on en obtient environ 0,25 p. 100 des feuilles traitées. Les cristaux sont plus lents à se dissoudre dans l'éther que le premier précipité amorphe, ce qui permet de les purifier et de les décolorer entièrement en les lavant avec un peu d'éther, mais on perd ainsi environ les deux cinquièmes du produit cristallisé. Les jeunes feuilles donnent plus de carpaïne que les vieilles.

Prop. thér. — C'est un ferment digestif, qui attaque, ramollit et enfin dissout à $+40°$ la viande, la fibrine, le blanc d'œuf et le gluten.

On l'emploie pour dissoudre les plaques diphtéritiques, les cors, les verrues et en général les duretés de la peau et pour faire disparaître les taches furfuracées du visage.

La papaïne est anodine, quand elle est administrée à l'intérieur, même à fortes doses, dans le cas de maux d'estomac; elle diminue l'acidité de la salive.

La carpïne est un poison du cœur qu'il ralentit. La dose mortelle pour un poulet de 500 grammes a été trouvée égale à 20 centigrammes. Une dose de 5 centigrammes injectée à un poulet de 350 grammes n'a pas produit de symptômes toxiques; avec 10 centigrammes des symptômes d'empoisonnement se montrèrent après 10 minutes pour disparaître après 25.

Les graines sont vermifuges et tænicides; les racines à l'état frais sont rubéfiantes.

Mode d'emploi. Doses. — Solution à 4 p. 100 dans la diphtérie. — Pilules de 6 centigrammes, à prendre 2 ou 3, dans la fièvre et les coliques néphrétiques. — Mixture : papaïne 72 centigrammes, borax 30, eau 7,20 pour badigeonner les verrues, les condylomes.

Carnauba. — Syn. — *Corypha cerifera, Arruda.*

Desc. — Plante de la famille des Palmiers.

Part. empl. — La racine.

Prop. thér. — Altérant, diurétique; mêmes propriétés, mais plus actives, que la salsepareille : contre les accidents secondaires de la syphilis, ulcères syphilitiques, éruptions et affections rhumatismales.

Dose. — Décoction, 30 grammes pour 500 grammes, 30 grammes de cette décoction par jour.

Cascara amarga. — Syn. — *Picramnia antidesma.*
Écorce de Honduras.

Desc. — Plante de la famille des Rutacées.

Comp. — La plante renferme un alcaloïde, la *picrammine*, soluble dans le chloroforme et peu soluble dans l'éther et la benzine, insoluble dans les acides et les alcalis. Les sels sont amorphes et seulement solubles dans l'eau.

Prop. thér. — Le Dr Frohling, de Mexico, emploie le cascara amarga, comme altérant contre la tuberculose syphilitique.

L'extrait liquide est donné dans la syphilis secondaire chez l'adulte. Les symptômes disparaissent assez vite, et l'action tonique du médicament est remarquable.

Frohling aurait vu, dans un cas d'iritis spécifique une amélioration manifeste survenir au bout de trois jours. L'atropine avait été cessée.

Mode d'emploi. Doses. — Extrait fluide, de 40 à 50 gouttes.

Cascara sagrada. — Syn. — *Rhamnus Purshianus* D C. Écorce sacrée.

Desc. — Plante de la famille des Rhamnées, qui croît en Californie.

Comp. — M. A. Prescott, de l'Université de Michigan, a trouvé du tannin, de l'acide oxalique, de l'acide malique, de l'amidon, de l'huile fixe et une petite proportion d'huile volatile et, enfin, quatre corps résineux plus ou moins solubles dans l'alcool, l'éther, le chloroforme, le sulfure de carbone, etc.

M. Limousin croit que ces derniers corps sont tous plus ou moins dérivés de l'acide chrysophanique, dont M. Prescott ne signale pas l'existence, mais que M. Limousin a trouvés en proportion notable.

Prop. thér. — D'après M. Limousin, cette écorce

semble appelée à occuper une place importante parmi les médicaments purgatifs.

On l'emploie contre la dyspepsie opiniâtre ou la constipation bilieuse, particulièrement quand les cathartiques ne sont pas supportés; comme tonique et laxatif, dans les fièvres intermittentes ou rémittentes.

MODE D'EMPLOI. DOSES. — Le Dr Landowsky a constaté les effets laxatifs de cette substance à la dose de 0^{gr},25 de poudre administrée en cachets, et même son action purgative, quand on répète cette dose 3 à 4 fois, à plusieurs heures d'intervalle.

Extrait fluide, de 10 à 60 gouttes. Les médecins américains l'emploient souvent sous cette forme; mais le médicament ainsi administré est mal toléré par les malades, à cause de son goût nauséeux. — Sirop, préparé avec 5 grammes d'extrait fluide pour 30 grammes.

Cassia occidentalis L. — SYN. — *Fedegosa*. Café nègre.

DESC. — Légumineuse, qui croît en Cochinchine, dans l'Inde, aux Antilles, au Sénégal.

PART. EMPL. — La graine, vulgarisée par M. Natton, et étudiée par MM. Heckel, Schlagdenhaufen et Clouet.

COMP. — On n'a pas trouvé d'autre principe que le tannin et une matière colorante, l'*achrosine* de Clouet. Formule $C^{11}H^{18}O^8$.

PROP. THÉR. — Les graines jouissent au plus haut degré de propriétés fébrifuges et antipériodiques, telles qu'on s'en sert pour remplacer la quinine, quand celle-ci a échoué. Elles sont en outre toniques, antianémiques. — La racine est tonique et diurétique. — Les feuilles sont fébrifuges et antipériodiques. — M. Martineau a préconisé cette plante comme reconstituante et antidysménorrhéique; elle est très utile contre la fièvre et les sueurs des phtisiques.

Mode d'emploi. Dose. — Infusion de graines, macération, 15 grammes pour 250 grammes d'eau, à prendre en 2 ou 3 fois. — Infusion de café nègre torréfié, comme une infusion de café. — M. Natton a préconisé un vin, un élixir, à la dose de 4 cuillerées à café par jour.

Catha edulis. — Desc. — Arbuste de la famille des Célastrinées, originaire de l'Afrique orientale, répandu de l'Abyssinie à Port-Natal, cultivé dans les serres européennes, paraissant se plaire dans les environs de Menton.

Comp. — Fluckiger, qui a analysé les feuilles de Catha, n'y a pas trouvé de caféine. Il en a extrait, en très petite quantité, un alcaloïde liquide (*katine*) qui se dissout facilement dans l'eau, et dont la solution rougit un papier imprégné de phénolphtaléine.

Prép. — L'*acétate de katine* peut être obtenu cristallisé : sa solution n'est précipitée ni par l'acide tannique, ni par le chlorure de platine.

Prop. thér. — Les feuilles nommées « Kât » étant mâchées produisent une excitation agréable, à la façon de la Coca. On leur attribue encore des propriétés calmantes et anaphrodisiaques.

Cayapona globulosa L. — Desc. — Plante de la famille des Cucurbitacées, qui croît au Brésil.

Prop. thér. — Purgatif énergique, employé comme dépuratif dans les affections cutanées chroniques et aussi comme emménagogue puissant.

Les fruits sont drastiques, comme la coloquinte. l'alcaloïde, la *cayaponine*, purge fortement, à la dose de 6 milligrammes.

L'injection sous-cutanée est irritante, sans action purgative (Delpech).

Cérium (Oxalate de). — Desc. — Poudre d'un blanc gris, insoluble dans l'alcool et dans l'éther.

Prop. thér. — M. Campardon l'a employé contre les vomissements nerveux, et en particulier contre ceux de l'hystérie.

Le Dr Blondeau l'emploie dans les vomissements de la grossesse.

Il est recommandé contre la toux, particulièrement dans le premier stade de la phtisie. On l'administre plusieurs fois par jour sous forme de poudre à la dose de 30 à 60 centigrammes. La toux est calmée et le sommeil amélioré.

Doses. — De 0^{gr},05 à 0^{gr},10 par jour.

Cétrarin. — Syn. — Acide cétrarique. $C^{18}H^{16}O^8$.

Desc. — Cristallise en aiguilles fines blanches, qui ne se dissolvent que dans l'alcool concentré bouillant.

Prép. — Acide extrait du lichen d'Islande en faisant bouillir la poudre de lichen une demi-heure avec de l'alcool mélangé de 15 grammes de carbonate de potasse par kilog. de liquide. Le liquide filtré et traité par l'acide chlorhydrique dilué qui précipite l'acide chromique qu'on purifie par des épuisements à l'alcool faible et l'éther.

Prop. phys. — Le professeur Kobert a combattu l'opinion qui attribue au cétrarin la propriété d'augmenter la pression sanguine. De ses expériences sur les animaux, il conclut qu'il a pour effet d'exciter les mouvements de l'estomac et de l'intestin, mais qu'à dose exagérée il est antipéristaltique.

Un autre effet du cétrarin est d'accroître le nombre des globules rouges et blancs du sang, surtout quand leur diminution résulte d'une cause pathologique.

A petites doses, c'est un stimulant modéré du système nerveux central.

Prop. thér. — Il a observé aussi son influence

favorable sur les malades atteints de constipation chronique.

Son emploi paraît indiqué chez les chlorotiques qui souffrent de pertes d'appétit, de constipation et de langueur.

Doses. — La dose recommandée par Kobert est de 1 décigramme.

Chaulmugra ou Chaulmoogra. — Syn. — *Gynocardia odorata*, Roxb.

Desc. — Arbre de l'Inde, de la famille des Bixacées.

Prép. — L'huile de Chaulmoogra est extraite des semences.

Prop. thér. — Les indigènes l'emploient contre les maladies de peau, les scrofules et la syphilis.

Dans les pays chauds, à Maurice et à la Réunion, les médecins en font un usage journalier contre la lèpre, surtout dans les formes tuberculeuse et anesthésique. Dans les phases phagédéniques, ce médicament donne une guérison rapide.

Le Dr Marsh l'a employée dans un cas d'eczéma pustuleux, datant de cinq ans, en badigeonnages abondants deux fois par jour, avec un traitement tonique interne ; au bout de cinq semaines, l'éruption avait disparu, laissant la peau douce et flexible.

Le Dr Vidal s'en sert pour favoriser la disparition des tubercules.

Le Dr A. Hardy la prescrit avec succès dans les cas de psoriasis invétéré, et le Dr Hilles dans la lèpre véritable. Le Dr Egan a guéri six cas de sciatique chronique avec un liniment d'huile de chaulmoogra en application externe.

Le Dr Murrel en préconise l'emploi contre la phtisie, quand les malades ne peuvent plus supporter l'huile de foie de morue.

Mode d'emploi. Doses. — A l'intérieur, les indigènes prennent l'huile à la dose de 30 à 40 gouttes pour les adultes et 3 gouttes mêlées à du lait pour les en-·fants. — Capsules, contenant chacune 0^{gr},15 d'huile: dose de 2 à 4 par jour.

A l'extérieur, badigeonnages avec l'huile pure. — On fait des liniments composés d'huile et d'alcool ou de chloroforme ou de menthol :

Huile 30
Alcool 4

Le Dr Vidal prépare la pommade suivante :

Huile de Chaulmoogra................ 2 parties.
Vaseline .... 5 —
Paraffine .... 1 —

L'*acide gynocardique*, retiré de l'huile de *Gynocardia odorata*, s'administre en pilules ainsi composées :

Acide gynocardique........... 25 milligrammes.
Extrait de gentiane............ 75   — ·
  — de houblon........... 75   —

2 pilules par jour; on peut augmenter la dose jusqu'à 12 par jour.

Chionanthus virginica L. — Desc. — Bel arbuste de la famille des Oléacées, originaire de l'Amérique septentrionale, que l'on cultive dans nos jardins et auquel la belle couleur blanche de ses fleurs a fait donner le nom d'*Arbre de neige*.

Part. empl. — L'écorce de la racine.

Comp. — Le Dr Justice y a trouvé de la saponine.

Prop. thér. — Apéritif, cholagogue, diurétique et altérant. Certains auteurs l'ont préconisé contre la jaunisse. Le Dr J.-A. Henning le regarde, en effet, comme un des meilleurs remèdes à employer dans cette maladie et le prescrit dans tous les cas où la peau revêt une teinte jaunâtre. Bien que ce soit un faible stimulant du foie, il le préconise comme devant être prescrit, quand il y a congestion du système de la veine porte. Il paraît en même temps stimuler le système lymphatique et posséder une action diurétique et diaphorétique. Quand le foie est indolent, il faut employer en même temps les autres stimulants, tels que la podophylline et la leptandrine.

Mode d'emploi. Doses :

Extrait fluide de chionanthus......	30	grammes.
Podophylline.....................	4	—
Acétate de potasse...............	2	—
Eau.............................	120	—

4 grammes toutes les trois ou quatre heures.

Extrait fluide, généralement employé à la dose de 2 à 4 grammes, deux ou trois fois par jour.

Chloralamide. — Syn. — Chloralformiamide. —

Formule $CCl^3CH \Big\langle \begin{matrix} OH \\ AzHCHO \end{matrix}$

Desc. — Le chloral anhydre se combine directement aux amides pour former des composés ; exemples : acétamide, formiamide. Le chloralamide est un produit d'addition de chloral anhydre et de formiamide. Il est soluble dans 9 parties d'eau et 1 1/2 d'alcool, soluble dans l'eau chaude ; on conseille de ne pas le dissoudre dans un liquide qui dépasserait 60°, car il se dédoublerait dans ces conditions. Quelques gouttes d'acide chlorhydrique dilué facilitent la dissolution.

Corps blanc cristallisé, brillant, doué de saveur amère. Point de fusion $= 116°$.

Prop. phys. — Peiper, Kny et Bilhaut ont constaté qu'il est sans action sur la circulation du sang. Il n'a pas d'action nocive sur le cœur ni sur les reins. Il n'abaisse ni n'élève la température; il ne change pas le rhythme de la respiration.

Prop. thér. — Schultze, Hugen, Lettow et Bilhaut l'ont employé avec succès comme hypnotique.

Il est très utile dans l'insomnie, la phtisie, la névrosthénie et les affections cardiaques compliquées d'albuminurie. Il calme les douleurs et supprime les étourdissements légers. Il agit au bout d'une demi-heure et donne un sommeil de neuf à onze heures. S'il est employé en injections sous-cutanées, le sommeil arrive au bout de vingt-cinq minutes et dure de sept à neuf heures.

Modes d'emploi. Doses. — Paquets. — Cachets médicamenteux. — Solution dans du vin ou de la bière. —Limousin a préparé des dragées de $0^{gr},25$. La dose pour un adulte est de 3 grammes par jour; pour les enfants, 50 centigrammes; d'après Rapon, de 1 à 4 grammes. — Injections sous-cutanées, de $0^{gr},025$ à $0^{gr},03$ par injection. — On peut prendre le chloralamide sans danger en lavements.

Chlorure d'éthyle. — Syn. — Éther éthylchlorhydrique C^4H^3Cl.

Desc. — Le *chlorure d'éthyle* n'a aucun des inconvénients du chlorure de méthyle. Le *chlorure d'éthyle* est liquide et bout à $+ 10°$; aussi se volatilise-t-il vivement sous la simple chaleur de la main.

Prop. thér. — P. Monnet (de Lyon) a eu l'idée ingénieuse d'emprisonner ce liquide très volatil dans de petites ampoules de verre de 10 grammes de capacité, fermées et terminées par un tube capillaire que l'on brise au moment de l'emploi. Le jet de sa vaporisation sur la boule d'un thermomètre fait descendre ce dernier à $- 39°$, et le contenu d'une ampoule suffit pour obtenir cet abaissement de température. Préconisé par le Dr Ferrand.

5.

Pour s'en servir, on tient l'ampoule verticalement, on casse l'extrémité du tube effilé, et on obtient avec la chaleur seule de la main une vaporisation constante ou jet de 20 centimètres que l'on dirige horizontalement sur la partie à insensibiliser : cette distance est nécessaire et la plus convenable pour obtenir l'effet voulu, c'est-à-dire un froid de — 30°. La surface à atteindre doit être asséchée et peut être utilement lubréfiée au préalable avec huile, glycérine ou vaseline. On peut suspendre le fonctionnement en appliquant sur l'orifice la pression d'un doigt ou la pénétration dans un petit disque de liège. Les propriétés de ce corps permettent de l'employer efficacement et sans danger ; notons toutefois que sa vapeur est inflammable et qu'il convient de ne l'employer qu'à distance des lumières. Non seulement c'est là un moyen très commode pour la pratique de la petite chirurgie : ouverture d'abcès, extraction de dents, d'ongle incarné, etc., mais encore c'est une grande ressource pour calmer immédiatement des douleurs vives de névralgies faciales, intercostales avec zona.

Chlorure de méthyle. — Syn. — Éther méthyl-chlorhydrique. Formène monochloré. C^2H^3Cl.

Desc. — Il est gazeux à la température ordinaire, se liquéfie à 22° ou à la pression de 6 atmosphères. Lorsqu'il est liquide et qu'il se met en vapeur, il dégage un froid considérable, utilisé dans l'industrie.

Prép. — On mélange 1 partie d'alcool méthylique, 3 parties d'acide sulfurique et 2 parties de sel marin. On chauffe doucement. Pour l'obtenir industriellement, on chauffe en présence de la vapeur d'eau du chlorhydrate de méthylamine provenant de diverses industries.

Prop. thér. — Anesthésique ; son action est à

peu près semblable à celle du chloroforme, mais elle est moins énergique.

MODE D'EMPLOI. — Employé en inhalations comme le chloroforme. — Employé surtout à l'état liquide en pulvérisations locales.

M. Debove l'a préconisé dans le traitement de la sciatique, en le pulvérisant sur le trajet du nerf pendant cinq secondes ; une application tous les deux jours. On traite de même les névralgies rebelles.

Le Dr Bardet limite l'action, en badigeonnant l'endroit à traiter avec de la glycérine.

En petite chirurgie, on anesthésie les parties à opérer par un jet de chlorure de méthyle.

Mais il est préférable d'employer la méthode de M. Bailly qui consiste à humecter un tampon de coton avec du chlorure de méthyle et de badigeonner la partie à insensibiliser. Cette opération s'appelle *stypage* et le tampon s'appelle *stype*.

Chrysarobine. — SYN. — Ararobine. $C^{30}H^{27}O^7$.

PRÉP. — Se retire de la poudre de Goa, qui en contient 80 p. 100, à l'aide de la benzine, du chloroforme ou du sulfure de carbone.

PROP. THÉR. — Recommandé contre les maladies de peau.

MODE D'EMPLOI. DOSES. — Pommade, en évitant le contact avec les yeux. — A l'intérieur, pilules à la dose de 12 milligrammes à 10 centigrammes (Limousin).

Chrysophanique (Acide). — SYN. — Acide rhubarbarique, rhubarbarine.

PRÉP. — On l'extrait de la rhubarbe ou de la Rue des murailles.

PROP. THÉR. — On l'emploie à l'intérieur comme purgatif, mais il détermine l'inflammation des muqueuses et souvent du rein. A l'extérieur, il est employé contre les affections de la peau, surtout contre le psoriasis, en applications locales.

Cette substance, n'ayant pas seulement manifesté son action curative aux points d'application, mais ayant modifié, après résorption, des régions qui n'avaient pas été en contact avec le topique, le Dr Stocquart eut l'idée de l'administrer à l'intérieur et par voie hypodermique. La dose injectée sous la peau n'a pas dépassé de 1/8 de milligramme à 1 centigramme. Le nombre des injections n'a jamais dépassé deux ; la guérison a été rapide ; mais les injections sous-cutanées produisent souvent des abcès ; on réservera donc ce moyen pour les cas rebelles, et on ne l'emploiera qu'avec prudence.

Doses. — A l'extérieur : 2 grammes pour 30 d'axonge. — A l'intérieur : de 1 centigramme aux enfants, à 3 centigrammes aux adultes, sous forme pilulaire.

Cicutine (Bromhydrate de). — Desc. — Sel cristallisé formé avec l'alcaloïde cicutine qui est liquide. Il est soluble dans l'eau. La cicutine ou *conine* provient des fruits du *Conium maculatum*.

Prop. thér. — Employé contre la manie aiguë, les névralgies, les affections spasmodiques et la bronchite chronique. On l'a recommandé contre l'épilepsie et la chorée. Usité en pommade contre le prurit anal et les fissures de l'anus. M. le Dr Dujardin-Beaumetz le prescrit en injections sous-cutanées contre les affections aortiques douloureuses.

Mode d'emploi. Doses. — Injection sous-cutanée.

Bromhydrate de cicutine cristallisée.	0gr,50
Alcool...........................	1gr,50
Eau de laurier-cerise.............	23 grammes.

A la dose d'une seringue par jour.

Sirop.

Bromhydrate de cicutine...........	1 gramme.
Sirop simple....................	900 —

De 10 à 30 grammes par jour.
Potion.

Bromhydrate de cicutine...........	0^{gr},30
Eau de menthe.......	50 grammes.
Eau distillée.....................	25 —

Une cuillerée à bouche.
Pilules.

Bromhydrate de cicutine...........	2 grammes.
Sucre de lait et excipient..........	Q. S.

Pour 1000 granules de 1 à 5 par jour.

Cimicifuga racemosa Ell. — Desc. — Plante de la famille des Renonculacées, tribu des Actées.

Partie empl. — Le rhizome.

Comp. — Il contient de la résine et un alcaloïde, la *cimicifugine*. En Amérique on appelle *cimicifugin* le précipité de la teinture par l'eau.

Prop. thér. — Altérant, diaphorétique et nervin dans le rhumatisme, les spasmes, les maux de tête et l'hypochondrie. On l'emploie comme succédané de la digitale. Il est alexitère. D'après le Dr Knox, il diminue d'au moins moitié la durée de la première et de seconde période de l'accouchement. Il a un effet sédatif sur la femme en travail, calme l'irritabilité réflexe, la nausée, le prurit et l'insomnie, troubles si fréquents durant les six dernières semaines de la grossesse, et même les fait disparaître tout à fait. Il exerce une action antispasmodique sur la femme en couches. Il diminue ou fait cesser complètement les crampes névralgiques et les douleurs irrégulières de la première période. Il relâche la fibre musculaire de l'utérus et les parties molles du canal par où doit passer le fœtus. Il facilite ainsi le travail et diminue les chances de lacération. Il augmente l'énergie et le rythme des douleurs à la seconde période du travail, et de même que l'ergot, il assure la contraction utérine, après la délivrance.

MODE D'EMPLOI. DOSES. — Teinture à 1/4, de 15 à 60 gouttes. — Extrait fluide, de 10 à 30 gouttes. — Sirop, 0,75 centigr. d'extrait fluide dans du sirop de salsepareille, pendant 4 semaines avant l'accouchement. — Cimicifugin, de 5 à 20 centigrammes, en pilules.

Cinchonidine. $C^{10}H^{24}Az^2O$.

DESC. — Existe en grande quantité dans le quinquina rouge. Cristallise en prismes anhydres, soluble dans l'eau, moins soluble dans l'alcool, presque insoluble dans l'éther. Fond à 175°.

PROP. THÉR. — Usité à l'état de sulfate ou de salicylate comme tonique et antipériodique dans la fièvre, la névralgie, le rhumatisme et la sciatique. Il est antipyrétique. Succédané et aussi efficace que la quinine.

MODE D'EMPLOI. DOSES. — Pilules ou cachets à la dose de 25 centigrammes deux fois par jour.

Injection sous-cutanée.

Bromhydrate de cinchonidine......	10 grammes.
Eau distillée....................	50 —

1 centimètre cube contient 20 centigrammes de sel.

Cineraria maritima L. — SYN. — *Senecio maritimus*.

DESC. — Plante de la famille des Synanthérés senecionidées, commune sur les bords de la mer, principalement dans le Midi. Elle a été, depuis longtemps, transportée dans les jardins, à cause de son feuillage d'un blanc argenté, soyeux, dû au duvet fin et serré

dont presque toutes ses parties sont couvertes. On
la rencontre communément dans les parterres, soit
en bordures, soit dans les massifs. Ses feuilles fortement découpées, ses fleurs jaunes et sa teinte générale la font facilement reconnaître. Ne pas con-
fondre le *Senecio maritimus* avec l'*Artemisia maritima*
L., qui lui ressemble beaucoup et vit dans les mêmes
lieux (A. Mussat).

PROP. THÉR. — Le suc de la plante, indiqué comme
propre au traitement de la cataracte, est un précieux
médicament dans les ophtalmies. Le Dr Mercer a
guéri un cas de cécité par l'usage de 2 gouttes de
suc de la plante déposées sur la conjonctive, 3 fois
par jour.

Cinnamyleugénol. — $C^{18}H^6, C^{18}H^8O^4, C^2H^4O^2$.

SYN. — Éther cinnamique de l'eugénol.

DOSES. — Aiguilles brillantes, très peu solubles **dans**
l'eau, solubles dans l'alcool chaud, le chloroforme,
l'éther, l'acétone, dans une coloration rouge **pour-**
pre avec l'acide sulfurique, fusibles à 90°.

PRÉP. — On met en contact pendant deux heures
de l'eugénol et du chlorure de cinnamyle à molécules
égales, on chauffe légèrement, on répand la masse
par de l'alcool bouillant, on filtre. Le cinnamyleugénol pur dépose par refroidissement.

PROP. THÉR. — M. Nannoti a obtenu de bons résultats en traitant certaines affections tuberculeuses
et en particulier les abcès froids par l'essence de girofles. Le traitement consistait à injecter une solution
à 10 p. 100 de cette essence dans l'huile d'olives après
ponction de l'abcès.

L'essence de girofles est composée en majeure
partie d'eugénol. Or l'eugénol, par sa constitution, se
rapproche du gaïacol, et ce dernier composé est aujourd'hui considéré comme un excellent médicament

antituberculeux ; on pouvait donc supposer que l'essence de girofles devait ses propriétés à l'eugénol qu'elle renferme.

Mais, en raison de certains inconvénients inhérents à l'emploi du gaïacol, on avait cherché à remplacer ce médicament par des dérivés qui, tout en possédant les mêmes propriétés médicamenteuses, ne présentaient pas les mêmes inconvénients. C'est ainsi qu'on a essayé et préconisé le cinnamyleugénol.

Cocaïne. — Desc. — Alcaloïde découvert par Niemann dans les feuilles de l'*Erythroxylon coca* Lamk. Érythroxylées ($C^{17}H^{24}AzO^4$ Lossen). Les feuilles de coca contiennent 0^{gr},02 à 0^{gr},20 p. 100 de cocaïne. Lossen a isolé des mêmes feuilles un second alcaloïde volatil, faible et peu caractéristique, l'*hygrine*. Les autres principes connus des feuilles de coca sont l'*ecgonine*, l'*acide coca-tannique* et une *cire* spéciale.

La cocaïne cristallise dans le système monoclinique ; elle fond à 98°C. ; elle se dissout dans l'alcool, mieux dans l'éther, mais seulement dans 704 parties d'eau ; elle se dissout aussi dans 20 parties de vaseline fondue ou d'huile de ricin. Chauffée avec l'acide chlorhydrique concentré, elle se dédouble en ecgonine, acide benzoïque et alcool méthylique.

Les sels de cocaïne, qui se trouvent dans le commerce, sont : le *chlorhydrate*, le *salicylate*, le *bromhydrate*, le *tartrate*, le *citrate* et le *phénate*.

Prop. thér. — Koller a constaté que la cocaïne jouit à un haut degré de la propriété anesthésique locale à l'égard de l'œil. Les Drs Trousseau et Abadie disent qu'elle insensibilise complètement la cornée en deux ou trois minutes, on peut alors extraire les corps étrangers plantés dans la cornée et faire le tatouage de la cornée. Avec plusieurs instillations, l'insensibilité est complète et on peut faire toutes les opérations (cataracte, strabisme). Elle rend de grands services dans la sclérose de la cornée, l'iritis, l'iridochoroïdite. Le Dr Panas dit que l'action de la cocaïne ne subsiste pas quand l'œil est enflammé.

Le Dr Lafosse évite la dyspnée, dans le lavage de l'estomac, par un badigeonnage du pharynx avec une solution à 2/100.

Le Dr Dujardin-Beaumetz a fait disparaître, grâce à la cocaïne, des douleurs violentes gastro-intestinales. MM. les Drs Fauvel et Gouguenheim l'ont préconisée pour anesthésier le pharynx et les cordes vocales. Dans la laryngite, la pharyngite aiguë, les ulcérations de l'épiglotte, la douleur est promptement calmée par la cocaïne.

Le Dr Weiss conseille, dans le cas de brûlures, des badigeonnages qui font cesser les douleurs.

En gynécologie, MM. Doléris et Dubois l'ont employée pour supprimer les douleurs de l'accouchement, en badigeonnant avec une solution de cocaïne le col de l'utérus, les parois vaginales et la vulve. L'évolution normale de l'accouchement a lieu.

Le Dr Huchard l'a prescrite avec succès contre l'érysipèle de la face et le prurit de l'anus.

Le Dr Unna l'a préconisé pour guérir des fissures du sein, sans faire cesser l'allaitement.

M. le Dr Labric l'a employée contre la coqueluche des enfants. Dans le coryza des nouveau-nés, M. Semtescho en a fait des applications dans la cavité nasale. Le coryza des adultes cesse aussi par l'emploi d'une solution à 2 p. 100.

Paul Bert a fait cesser les douleurs occasionnées par les vésicatoires en instillant dans les bulles quelques gouttes de cocaïne en solution.

En odontologie, d'après le Dr David, elle calme la douleur dans les affections primitives de la gencive, la périostite, les affections des muqueuses buccales et même l'épithélioma de la langue.

Enfin en petite chirurgie, elle amène une anesthésie suffisante pour faire l'opération sans douleur, surtout dans le cas de fistule de l'anus, où le chloroforme est contre-indiqué.

MODE D'EMPLOI. DOSES. — En applications sur les muqueuses humides, à l'aide d'un pinceau. — En badigeonnages, solution variant en titre, suivant les cas, de 2 à 20 p. 100. — En injections sous-cutanées, 1 ou 2 centigrammes dans 1 centimètre cube d'eau.

ABUS. INCONV. — L'abus amène des accidents graves, similaires à ceux que développe l'abus de la morphine. La cocaïne, employée en injections dépassant 20 centigrammes, peut amener des syncopes ou de l'anémie cérébrale.

INCOMP. — Les bromures alcalins.

Cocaïne (Chlorhydrate de). — DESC. — C'est le sel le plus usité. Il a l'aspect d'une poudre blanche amorphe, mais en réalité il est constitué par de fines aiguilles blanches. Ordinairement, il a une odeur spéciale, plus marquée que celle de l'alcaloïde lui-même, qui peut tenir au véhicule ayant servi à faire cristalliser.

Il est soluble dans 3 parties d'eau et en toutes proportions dans l'alcool.

PROP. THÉR. — Antiseptique; son action sur la langue et sur les surfaces muqueuses est plus intense que celle de l'alcaloïde.

MODE D'EMPLOI. DOSES. — A l'extérieur : solution forte à 5 p. 100 et 10 p. 100. — Collyre, 0^{gr},30 pour 10 grammes.

A l'intérieur, de 1 à 5 centigrammes.

Cocaïne (Phénate de). — PRÉP. — On dissout dans

l'alcool de la cocaïne pure et on ajoute une solution alcoolique d'acide phénique jusqu'à saturation. L'évaporation de l'alcool donne le sel.

PROP. THÉR. — M. Viau a fait l'application souscutanée du phénate de cocaïne dans les avulsions dentaires. M. le D^r d'Œfele a entrepris l'étude de cette préparation dans la thérapeutique générale.

Une poudre à priser, contenant 6—7 gr. de phénate de cocaïne et 95—93 d'antifébrine, appliquée à la dose de 0^{gr},03—0^{gr},05, coupe court aux rhumes de cerveau et à la surdité provenant d'un catarrhe de la trompe d'Eustache ou tube auditif. La combinaison d'antifébrine et du phénate de cocaïne, administrée à la dose de 0^{gr},1 par jour, possède une action extrêmement favorable contre la gastralgie. Dans des cas de gastralgie chronique on administre la dite dose tous les deux jours. Pour l'usage interne il faut enfermer ce médicament dans des capsules gélatineuses, pour éviter ainsi son contact immédiat avec la muqueuse de la bouche.

On peut couper court aux catarrhes de la conjonctive en appliquant 1 — 2 mgr. de phénate de cocaïne en substance, sur les paupières. On arrive au même résultat en instillant dans l'œil 1 goutte d'une solution alcoolique de 10 p. 100 de phénate de cocaïne.

En badigeonnant avec cette solution la gorge, on atténue la douleur des laryngites.

Colchicine. — Alcaloïde extrait des semences de colchique, *Colchicum autumnale* L., plante de la famille des Liliacées, qui croît en Europe.

DESC. — Poudre blanc jaunâtre ; d'amertume persistante, soluble dans l'eau, l'alcool et le chloroforme ; fond à 152°, formule C^{17}H^{23}AzO^6 ; elle a été étudiée par Pelletier, Hesse et Houdé.

RÉACTIONS.—Avec l'acide nitrique, coloration jaune,

puis verte, rouge, violet et enfin disparaît. — Avec addition d'un alcali, coloration rouge persistante. — Avec l'acide sulfurique concentré et addition d'un cristal de salpêtre, coloration bleue, verte, enfin violet. — Avec le sulfovanadate de potasse, coloration violette.

Prop. thér. — Spécifique de la goutte, serait d'après MM. Laborde et Houdé un curatif et un préventif de l'accès de goutte. On l'emploie aussi contre les affections nerveuses. La colchicine est aussi diurétique et purgative à doses plus élevées.

Mode d'emploi. — Granules. — Vin. — Solution hypodermique.

Dose. — 1/2 milligramme.

Collinsonia canadensis L. — Desc. — Plante de la famille des Labiées, qui croît dans l'Amérique du Nord.

Prop. thér. — Astringente et tonique, antispasmodique et diurétique ; fort usitée contre la cystite, la dysménorrhée, la prostatite, la gonorrhée, l'hydropisie et les affections calculeuses de la vessie. On l'emploie comme tonique dans la convalescence des fièvres graves.

Mode d'emploi. Doses. — Extrait fluide, de 5 à 10 grammes.

Combretum Raimbaultii. — Syn. — Plante de la famille des combrétacées qui croît au Rio Nunez et à Sierra Leone.

Partie empl. — La feuille.

Comp. — Tannin, phlobaphène (produit d'oxydation du tannin) (Heckel et Schagdenhaufen).

Prop. thér. — D'après M. Raimbault cette plante est tonique, diurétique, émétique, cholagogue. Elle a donné des résultats remarquables dans la fièvre bilieuse hématurique contre laquelle tous les médicaments avaient échoué.

Mode d'emploi. Doses. — Décoction de feuilles (16 grammes de plante pour 1000 d'eau) à la dose de verrées de 250 grammes toutes les 10 minutes.

Condurango. — Syn. — *Gonolobus Condurango* Triana. *Condur Angu* (liane du Condor).

Desc. — Plante de la famille des Asclépiadées, originaire de l'Équateur.

Comp. — Contient du tannin, une résine et trois glucosides, *condurangines* (Vulpius, Kobert, Tanret, Bocquillon).

Part. empl. — L'écorce, qui est seule active.

Prop. thér. — Amer, aromatique, tonique, employé avec succès dans le traitement des maladies de l'estomac.

Préconisé comme sécifique du cancer et n'ayant pas donné tous les résultats qu'on en attendait, il était tombé en désuétude.

M. le Dr Buisson à Paris et le Dr Hoffmann de Bâle ont repris l'étude thérapeutique de ce corps. Le Dr Buisson préconise ses propriétés toniques, antiseptiques et hémostatiques dans les ulcères de mauvaise nature. S'il n'amène pas la guérison du cancer, il procure au moins au malade un grand soulagement, en réveillant l'appétit et en faisant cesser les hémorrhagies. Il fait disparaître en deux ou trois jours les hématémèses de l'ulcère rond de l'estomac et donne de bons résultats dans l'anorexie des phtisiques.

Mode d'emploi. Doses. — Décoction, 15 grammes dans 180 grammes d'eau. — Extrait fluide. — Poudre d'écorce, en topique sur les ulcères. — A l'intérieur, de 1 à 4 grammes. — Vin, 3 cuillerées à bouche par jour. — Teinture 1/5, 2 cuillerées à bouche par jour.

Contrayerva. — Syn. — *Dorstenia Brasiliensis* Lamk.

Desc. — Plante de la famille des Morées, qui croit au Brésil.

Part. empl. — Les racines.

Prop. thér. — Ce médicament stimule les organes digestifs dans l'atonie; de plus il est diaphorétique et excitant. Alexitère.

Mode d'emploi. Doses. — Infusion, 4 grammes de racine pour 300 grammes d'eau. — Poudre de racine, 2 grammes par jour; de 4 à 8 grammes, comme diaphorétique.

Convallaria maialis. — Syn. — Muguet.

Desc. — Plante de la famille des Liliacées-asparaginées, qui croit en Europe.

Part. empl. — Feuilles et racines.

Comp. — Contient 2 glucosides isolés par M. N. Gallois, la *convallarine*, soluble dans l'alcool, insoluble dans l'eau et la *convallamarine*, soluble dans l'eau et l'alcool, insoluble dans l'éther. Ce glucoside se dédouble par les acides en convallamarétine et glucose.

Prop. thér. — Médicament cardiaque, n'ayant ni la tonicité ni l'accumulation de la digitale. Il est, d'après M. C. Paul, le seul tonique du cœur. Employé contre la dyspnée, les palpitations, les affections du cœur, l'hypertrophie, la péricardite, l'anémie. Il est diurétique.

Mode d'emploi. — Extrait aqueux. — Alcoolature. — Potion. — Sirop. — Teinture.

Doses. — Extrait de fleurs, à la dose de 1 à 2 gr. — Alcoolature, de 1 à 10 gr. — Teinture, à la dose de 5 à 20 gouttes. — Sirop (10 gr. d'extrait pour 500 gr. de sirop de sucre), à la dose de 2 à 3 cuillerées par jour. — Convallamarine, en cachets ou pilules, à la dose de 5 à 10 centigrammes par jour.

Coptis anemonæfolia. — Desc. — Plante de la

famille des Renonculacées, qui croît au Japon.

COMP. — Contient de la berbérine, dans la proportion de 8 à 10 p. 100.

PROP. THÉR. — Tonique amer, dont on se sert dans la débilité, la convalescence, la dyspepsie atonique, les maladies des muqueuses et les fièvres intermittentes légères. Préconisé en infusion contre les aphtes et la stomatite des enfants.

MODE D'EMPLOI. DOSES. — Infusion (20 gr. pour 500 gr. d'eau), à la dose de 60 grammes, trois fois par jour. — Poudre de racines, de 0^{gr},50 à 1^{gr},50. — Teinture 1/5, de 2 à 8 grammes.

Cornus florida L. — SYN. — Cornouiller. Bois de Chien.

DESC. — Arbre de la famille des Cornacées, qui croît dans les marais de l'Amérique du Nord.

COMP. — Renferme de la *cornine* (Geiger).

PROP. THÉR. — L'écorce de la racine est tonique, astringente et fébrifuge ; on l'emploie dans le traitement des maladies des femmes. Elle jouit de propriétés semblables à celles du quinquina.

MODE D'EMPLOI. DOSES. — Poudre, de 1^{gr},5 à 4 grammes. — Extrait fluide, de 1 à 3 grammes. — Cornine, de 5 à 20 centigrammes.

Coronilla scorpioïdes. — SYN. — Coronille.

DESC. — Famille des Papilionacées-Hedysarées, sous-genre des Coronillées. Plante très répandue dans le midi de la France, et même dans le nord. MM. Reeb et Schlagdenhaufen (de Nancy) ont isolé un glucoside, la *corollinine*.

PROP. THÉR. — Préconisée dans les affections du cœur par Cardot, Spillmann et Hanshalter (de Nancy), la coronille augmente la force du cœur et l'amplitude du pouls, produit la diurèse, diminue les œdèmes et amende la dyspnée (Huchard).

Mode d'emploi. Doses. — Extrait de coronille à la dose de 40 centigr. à 1 gr. et même 1 gr. 50 par jour. Coronilline, à la dose de 20 à 30 centigr. par jour.

Coto. — Syn. — *Coto verum. Palicourea densiflora.*

Desc. — Plante de la famille des Rubiacées, qui croît en Bolivie.

Morceaux plats, de 2 à 3 décimètres de longueur et de 8 à 14 millimètres de largeur, d'un brun rouge et d'odeur aromatique et camphrée, de saveur amère.

Comp. — Renferme de la *cotoïne*, de la *paracotoïne* et un alcaloïde volatil.

Prop. thér. — L'écorce est employée contre le rhumatisme, la goutte, les sueurs nocturnes des phtisiques, et surtout les diarrhées rebelles.

La *paracotoïne* jouit des mêmes propriétés, mais est moins énergique (Dr Huchard).

Mode d'emploi. Doses. — Poudre de racine, 25 centigrammes. — Teinture 1/10, de 10 à 60 gouttes. — Cotoïne, de 30 à 40 centigrammes, dans 120 grammes de véhicule additionné de 1 gramme de bicarbonate de soude et de 20 grammes de glycérine. — Paracotoïne, de 10 à 30 centigrammes.

Cradine. — Prép. — En incisant les feuilles et les tiges du *Ficus Carica* L., on obtient un suc blanchâtre, d'une odeur particulière, qui ne se dissout que partiellement dans l'eau. En filtrant la solution, le filtre retient un résidu soluble dans les acides dilués et dans les véhicules alcalins. Les liquides ainsi préparés contiennent un ferment auquel M. Mussi a donné le nom de *cradine*. En présence de l'acide chlorhydrique, ce ferment agit plus énergiquement que la pepsine ; de plus, son action peptonifiante s'exerce même dans un milieu alcalin. Il n'a aucune action sur les hydrocarbures. Il n'a pas encore été étudié au point de vue de son action éventuelle sur les graisses.

Crayons d'iodoforme. — PRÉP. — Plusieurs formules ont été indiquées. Les praticiens qui ont eu à préparer ces crayons ont dû s'apercevoir des inconvénients qu'ils présentent.

L'addition de la glycérine au mucilage de gomme offre un désavantage : au bout de peu de temps les crayons s'aplatissent, même en ajoutant une faible quantité de glycérine, comme l'indique le Codex. Si, au contraire, on néglige l'addition de la glycérine, ils prennent une consistance trop dure.

M. Bernard (de Grenoble) propose la préparation suivante :

Iodoforme pulvérisé..............	80 grammes.
Beurre de cacao.................	20 —

Pister le beurre de cacao dans un mortier en bronze chauffé légèrement; incorporer l'iodoforme en opérant comme pour des suppositoires, rouler ensuite la masse en cylindres de la grosseur et grandeur demandées.

Ces crayons ainsi préparés offrent tous les avantages. Ils se ramollissent à la température du corps, le beurre de cacao fond et l'iodoforme se fixe sur les parois des plaies ou des fistules dans l'intérieur desquelles on a glissé les crayons.

Ils conservent en même temps une consistance suffisamment ferme pour ne pas s'aplatir dans les boîtes où on les renferme jusqu'au moment du besoin.

Créoline. — DESC. — Corps complexe, dérivé de la créosote de houille. Soluble dans l'alcool et l'éther; s'émulsionne avec l'eau, 3 p. 100; découvert par Attfield, chimiste à Londres.

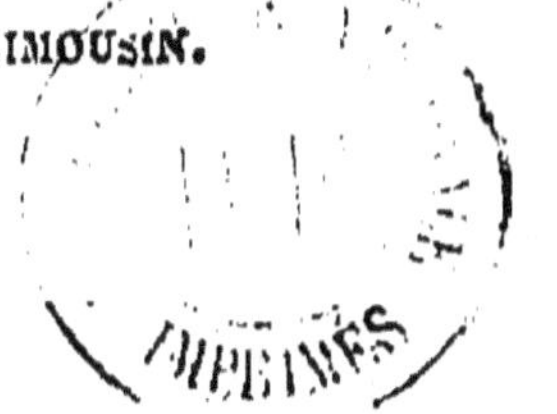

Comp. — Naphtaline 18 p. 100. — Crésylol 20 p. 100. — Xylénol 5 p. 100. — Phlorol 5 p. 100. — Leucoline 5 p. 100. — Anthracène 3 p. 100 — Bases pyridiques 2 p. 100. — Hydrocarbures indifférents et résidus indéfinis et sodés 42 p. 100 (Fischer).

Th. Weyl donne les chiffres suivants :

	Créoline allemande pour 100.	Créoline anglaise pour 100.
Carbures d'hydrogène	84,9	56,9
Phénols	3,4	22,6
Acides	1,5	0,4
Sodium	0,8	2,4

Prop. thér. — La créoline, tout en possédant des propriétés antiseptiques, n'est ni toxique ni caustique ; son odeur carburée n'est pas persistante, enfin elle donne avec l'eau une émulsion stable.

Appliquée en compresse sur les plaies, elle tarit les sécrétions purulentes, les rend inodores, en hâte la cicatrisation avec une rapidité étonnante.

Elle est employée pure dans le pansement des plaies gangréneuses, des cancers ulcérés et du chancre syphilitique, dans les cavités des abcès, dans les écoulements fétides du nez et des oreilles, dans la leucorrhée, la vaginite, les métrites chroniques parenchymateuses, etc.

Enfin, elle ne détériore jamais les instruments de chirurgie.

Mode d'emploi. Doses. — L'émulsion, contenant de une à cinq cuillerées de créoline par litre d'eau, est la plus généralement employée. — En injection, dans les foyers de suppuration. — En gargarisme, pulvérisation, inhalation, dans les affections du larynx et des bronches.

Créosol. — $C^8H^{10}O^2$.

Prép. — Constituant de la créosote que l'on sépare par distillation fractionnée à 220°.

Prop. thér. — Possède les propriétés antibacillaires du gaïacol auquel il pourrait être substitué.

Crésalol. — Syn. — Salicylate de crésol, Paracrésalol. Éther paracrésylsalicylique $(C^{14}H^6)$ $(C^{14}H^6O^6)$.

Homologue supérieur du salol, préconisé par Nencki.

Desc. — Corps cristallin, insoluble dans l'eau, difficilement soluble dans l'alcool. N'a pas de saveur, possède une odeur rappelant celle du salol. Fond à 36°.

Prép. — On chauffe à haute température, poids moléculaires de salicylate de soude et de crésylate de soude, avec un perchlorure de phosphore. La réaction se traduit par la formation de crésalol et de produits secondaires, notamment du chlorure de sodium et de l'anhydride phosphorique. On traite le produit de l'opération par de l'eau qui, s'emparant du chlorure de sodium et de l'anhydride phosphorique, permet d'isoler le crésalol que l'on purifie par des cristallisations répétées dans de l'alcool.

Prop. phys. — Le crésalol se dédouble dans l'organisme en ses composants, le crésylol et l'acide salicylique. Nencki a administré à un chien du poids de 16 kilos, 16 grammes de crésalol en vingt-quatre heures par doses de 4 grammes, sans avoir observé de phénomènes fàcheux.

Prop. thér. — Il possède des propriétés antiseptiques très analogues à celle du salol. Il est préférable à ce dernier dans certains cas, quand, par exemple, on veut effectuer l'antisepsie de l'intestin à l'aide d'une substance relativement inoffensive.

Mode d'emploi. Doses. — Cachets médicamenteux contenant $0^{gr},25$ de crésalol, à la dose de 1 à 8 par jour.

Crésotinique (Para) (acide). — $C^{16}H^8O^6$.

Syn. — Acide crésotique. Acide paraoxytoluique.

Desc. — Corps cristallin blanc, très peu soluble dans l'eau, très soluble dans l'alcool et l'éther. Fond à 153°.

Prép. — On l'obtient en faisant passer un courant d'acide carbonique sur du crésylol et du potassium. Il se forme un composé de crésyl-carbonate et de crésotinate de potasse, que l'on traite par de l'acide chlorhydrique, il se forme un précipité d'acide crésotinique (para) que l'on recueille et que l'on purifie.

Sel employé. — Le sel de soude qui est soluble dans l'eau.

Prop. thér. — D'après Demme, on peut l'employer comme antipyrétique comme la quinine et l'acide salicylique. Il réussit très bien dans le catarrhe intestinal des enfants.

Ce sel est encore usité contre le rhumatisme, le typhus, la pneumonie et l'arthritisme.

Mode d'emploi. Doses. — Paquets, cachets, solution à la dose de 0gr,1 à 1gr,50, dose maxima 4gr,50.

Crésylol. — Syn. — Phénol crésylique, hydrate de crésyle, acide crésylique, crésol, formule $C^{14}H^8O^2$.

Desc. — Liquide incolore, à odeur créosotée, caustique, insoluble dans l'eau, soluble dans l'alcool, l'ammoniaque et la glycérine, très soluble dans l'éther. Il bout à 203.

Prép. — Homologue supérieur du phénol. On l'obtient par distillation des goudrons de houille, en recueillant la portion qui distille à 200° et 210°. Wurtz l'a obtenu en faisant agir la potasse sur l'acide sulfotoluénique. Le sulfotoluénate de potasse est décomposé par l'acide chlorhydrique, et on a l'acide crésylique que l'on enlève par l'éther. M. Friedel l'obtient, en traitant un mélange de chlorure d'aluminium et de toluène par l'oxygène.

PROP. THÉR. — Les mêmes que celles du phénol, auquel il doit être préféré à cause de sa toxicité quatre fois moindre et de sa supériorité comme antiseptique.

On emploie souvent la combinaison sodique, le *crésylate de soude*, qui jouit de propriétés antiseptiques.

Cuivre (Phosphate de). — PROP. THÉR. — M. Luton considère que la guérison de la tuberculose peut être obtenue au moyen de phosphate de cuivre à l'état naissant et solubilisable dans un milieu alcalin. Dans cette combinaison, le cuivre jouerait un rôle spécifique et le phosphore celui d'un agent dynamisant, et il ajoute que l'indication d'un tonique spécial s'impose à la suite de la médication spécifique pour confirmer la guérison et prévenir les rechutes.

MODE D'EMPLOI. DOSES. — Pilules d'acéto-phosphate de cuivre (M. Liégeois les recommande dans la chlorose) :

Acétate neutre de cuivre................	1 centigramme.
Phosphate de soude cristallisé..........	5 —
Poudre de réglisse et de glycérine.....	q. s. pour 1 pilule.

Potion à l'acéto-phosphate de cuivre :

Acétate neutre de cuivre.............	5 centigrammes.
Phosphate de soude cristallisé......	59 —
Potion gommeuse.................	125 grammes.

par cuillerée à bouche ; nombre à déterminer.

Mixture de phosphate de cuivre, pour injections hypodermiques.

Phosphate de cuivre récemment précipité.	1 centigramme.
Glycérine pure et eau distillée..........	5 grammes.

Mêler au moment de l'emploi. M. Luton recommande une dose initiale de 1 décigramme de sel cuprique.

Curare. — Syn. — *Strychnos toxifera, Strychnos triplinervia, Strychnos castelneana.*

Desc. — Arbre de la famille des Loganiacées, qui croît dans l'Amérique du Sud.

Prép. — Le curare est l'extrait préparé avec les feuilles. Le principe actif est la *curarine* $C^{10}H^{15}Az$, alcaloïde sans oxygène, dont l'action est 20 fois plus forte que celle du curare.

Prop. thér. — Employé dans le traitement du tétanos, de l'épilepsie, de la chorée et de la rage.

Dose. — 5 centigrammes pour 1 gramme d'eau, en injections hypodermiques.

Cyanure de mercure et de zinc. — Prép. — On fait une solution saturée à froid de cyanure de mercure et de potassium et on y ajoute une solution saturée aussi à froid de sulfate de zinc, à équivalents égaux, et on lave le précipité à l'eau froide, jusqu'à ce que celle-ci ne dissolve plus rien.

Prop. thér. — M. Joseph Lister a appelé l'attention sur ce produit d'une réelle valeur antiseptique. Ce qui lui donne une supériorité au point de vue chirurgical, c'est qu'étant à peu près insoluble dans l'eau, il n'est pas enlevé par les lavages et reste en place sur les plaies. On trempe les pièces de pansement dans un lait de cyanure de mercure et de zinc et on fait sécher avant de l'employer.

Cyanure d'or. — Syn. — *Tricyanure d'or.* — Au $(CAz)^3 3H^2O$.

Desc. — Gros cristaux tabulaires, incolores, solubles dans l'eau et l'alcool

Prép. — On forme un sel double à parties égales

avec du cyanure de potassium ; puis on dissout 1 p.
de ce sel et 2 p. de peptone dans 97 p. d'eau.

Prop. thér. — Chrestien et Œsterlen l'ont préconisé contre la scrofule, l'aménorrhée et surtout contre la tuberculose pulmonaire.

M. Roussine a appliqué son emploi pour la guérison du lupus, il a obtenu quelques cas de guérison,
dans d'autres cas les ulcérations se sont détergées et
ont bourgeonné.

Mode d'emploi. Doses. — Injections hypodermiques à la dose de 0gr,00005 à 0gr,0004.

Cypripedium pubescens Willd. — Syn. — Sabot
de Vénus.

Desc. — Plante de la famille des Orchidées, qui
croît dans l'Amérique du Nord.

Part. empl. — Le rhizome.

Prép. — On prépare le *cypripedin* en précipitant
par l'eau la teinture alcoolique.

Prop. thér. — Tonique, stimulant, antispasmodique et diaphorétique.

Le cypripédin, outre les propriétés de la racine, est
narcotique. On peut le prescrire pour les enfants,
en place de l'opium. On s'en sert pour combattre
les maladies nerveuses et l'épilepsie.

Mode d'emploi. Doses. — Extrait fluide de la racine, de 16 à 20 centigrammes. — Poudre de rhizome, 1 gramme.

Damiana. — Syn. — *Turnera aphrodisiaca*, *Turnera
ulmifolia* L., *Turnera opifera*.

Desc. — Plante de la famille des Turneracées, qui
croît au Brésil, à la Jamaïque, au Mexique et en
Californie.

Prop. thér. — Employée comme aphrodisiaque et
diurétique ; à la Jamaïque, elle passe pour tonique

et expectorante, et au Brésil, pour astringente.

L'infusion est employée, comme mucilagineuse, contre la dyspepsie, l'indigestion, les paralysies, les affections de la moelle épinière, des reins et de la vessie, l'albuminurie néphrétique, le diabète.

C'est un tonique nerveux dans l'amaurose, et un tonique du système génito-urinaire.

Stimulant, anti-catarrhal, indiqué dans les convalescences lentes.

MODE D'EMPLOI. DOSES. — Comme tonique, en décoction, à la dose de 30 grammes par litre. — En infusion (10 p. 1000), à la dose de 60 à 125 grammes chaque fois. — Teinture à 1/5, de 3 à 10 grammes. — Extrait fluide, de 2 à 8 grammes, 3 fois par jour. — Extrait mou, de 15 à 40 centigrammes.

Danais fragrans Gaert. — DESC. — Liane de la famille des Rubiacées, que l'on trouve dans les îles de l'Océan Indien.

PART. EMPL. — La racine et l'écorce du bois.

COMP. — Contient un glucoside, la *danaïdine*, $C^{14}H^{14}O^5$ (Schlagdenhaufen).

PROP. THÉR. — On emploie le suc frais pour cicatriser les plaies. La racine est tonique, fébrifuge. Le bois est usité contre les dartres.

DOSES. — Décoction de la racine (10 p. 1000), à la dose de 60 grammes à la fois.

Déhydrométhylphénylpyrazine. — $C^{11}H^{12}Az^2O$.
DESC. — Ce corps a des propriétés basiques accentuées et se présente, ayant cristallisé de la solution chloroformique, en beaux cristaux, fusibles à 120°, facilement solubles dans l'eau.

PRÉP. — On chauffe d'abord la phénylhydrazine et de l'acide B chloropropionique en solution alcoolique au bain-marie, jusqu'à ce qu'il ne reste plus de phénylhydrazène libre. Le produit que l'on sépare par l'agitation avec de l'eau et de la phénylpyrazine. Pour avoir le produit final on dissout 20 p. de ce corps dans 500 grammes de chloroforme et on ajoute 32 à 35 p. d'oxyde de mercure sec et l'on agite le tout. Deux atomes d'hydrogène sont ainsi éliminés, on a la *déhydrophénylpyrazine*, qui cristallise en lamelles aiguillées et fond à 154° C. Chauffée avec de l'iodure de méthyle et de l'esprit de bois à 100°, elle se transforme en *déhydrométhylphénylpyrazine*.

Prop. thér. — Antipyrétique et analgésique.

Dermatol. — Desc. — Substance pulvérulente absolument inodore, de couleur jaune safran, non hygroscopique et ne s'altérant ni à l'air, ni à la lumière. Il est insoluble dans les véhicules ordinaires, et, partant, ne peut être employé qu'en poudre.

Prép. — D'après le Dr B. Fischer, on fait dissoudre 15 p. de nitrate de bismuth dans 30 p. d'acide acétique glacial, on dilue dans 200 à 250 p. d'eau, on filtre et on ajoute au liquide filtré 5 p. d'acide gallique dissoutes dans 200 à 250 p. d'eau chaude. Le précipité jaune, après dépôt, est séparé par décantation du liquide surnageant et lavé et séché ensuite à 100°.

Prop. thér. — Le Dr R. Heinz l'a employé avec succès comme succédané de l'iodoforme en qualité d'antiseptique dans les usages les plus variés; il possède des propriétés astringentes et excitantes, qui exercent une influence très favorable sur la cicatrisation des plaies et des ulcères, et contribuent aussi à augmenter les effets microbicides du médicament.

L'action à la fois antiseptique, excitante et astringente et non irritante du dermatol, permet d'obtenir de très bons effets dans le traitement des eczémas humides, des brûlures, des ulcères variqueux, ainsi que de quelques affections oculaires et auriculaires. Enfin usité en potion contre la diarrhée.

Mode d'emploi. Dose. — Usage interne. Potion à la dose de 2 grammes de dermatol. — Usage externe, on saupoudre les plaies avec la poudre.

Derris elliptica. — Desc. — Plante de la famille des légumineuses, qui croît dans l'Inde.

Syn. — Tuba root.

Partie usitée. — La racine.

Comp. — M. Geshoff, de Java, a découvert un principe actif, ce n'est pas un glucoside ni un alcaloïde, mais une matière résineuse à réaction acide qui a été nommée *derride*. C'est, pour les poissons, l'un des plus violents poisons connus.

Prop. thér. — La racine a un goût entièrement âcre, provoquant un flot de salive, comme la lobélie, et ensuite un sentiment d'engourdissement de la langue et du palais, d'épaississement au point d'altérer la parole. Les Javanais s'en servent pour empoisonner le poisson et les Malais pour leurs flèches; c'est un des ingrédients des poisons de flèches dénommés Siren et Ipoh.

Diodosalicylique (acide). — $C^{14}H^8I_2O^6$.

Desc. — Poudre cristalline soluble dans l'alcool et l'éther.

Prép. — On dissout 1 p. d'acide salicylique dans 24 p. d'eau bouillante et on ajoute 1 p. d'iode et 1/3 d'acide iodique, le liquide se trouble, dépose un liquide oléagineux qui se prend en cristaux, qu'on lave à l'eau.

Prop. thér. — Analgésique, antiseptique, antithermique comme l'acide salicylique.

Le sel de soude est employé contre le rhumatisme articulaire à la dose de $0^{gr},2$ de 1 à 4 fois par jour.

Employé en médecine contre les épizooties et contre les maux de sabot et de bouche de cheval.

Mode d'emploi. Doses. — Paquets et cachets à la dose de 0gr,2. Dose maximum 4 grammes.

Dithiosalicylate de soude. — Desc. — Poudre grisâtre, hygroscopique, facilement soluble dans l'eau ; par le perchlorure de fer la solution se colore légèrement en pourpre ; par l'addition d'un acide, l'acide dithiosalicylique se sépare sous forme de gouttes jaunes résineuses, presque insolubles dans l'eau.

Prép. — L'acide dithiosalicylique forme deux combinaisons avec la soude.

Prop. phys. — Il abaisse rapidement la température, excepté chez les phtisiques.

Prop. bact. — Puissant antiseptique.

Prop. thér. — Le Dr Liedenborn a essayé les deux combinaisons à l'hôpital de Francfort dans plusieurs cas de rhumatisme articulaire. Celui des sels qu'il désigne sous le n° 2, sans en indiquer la composition, a donné des résultats comparables et même supérieurs à ceux du salicylate de soude.

Doses. — 20 centigrammes, matin et soir, dans les cas légers ; au besoin, on répète plusieurs fois la dose du soir, à une heure d'intervalle, sans inconvénients consécutifs.

Diurétine. — Syn. — Salicylate de théobromine et de soude.

Desc. — Poudre blanche, soluble dans l'eau.

Prop. thér. — Il a, de même que la caféine, une action diurétique, mais il a sur la caféine de nombreux avantages, que vantent von Schrœder, de Strasbourg et Gram, de Copenhague : 1° la théobromine produit des effets diurétiques par son action directe sur les reins, comme le Dr von Schrœder l'a

constaté par rapport à la caféine et la théobromine ;
2° la théobromine se distingue de la caféine, parce
qu'elle n'exerce pas une action stimulante centrale,
c'est-à-dire qu'à l'encontre de la caféine elle ne cause
pas d'insomnie, d'agitation, etc., qui sont nuisibles
à l'action sur les reins et qui sont la cause de l'action
incertaine de la caféine ; 3° la théobromine est, pour
ainsi dire, une espèce de caféine, à laquelle manque
l'action stimulante centrale, alors qu'elle produit en
plein l'action sur les reins ; la théobromine a provo-
qué de bonnes diurèses, même dans les cas où la
digitale et le strophanthus étaient sans effet ; 4° il ne
convient pas d'employer la théobromine non combinée. Comme elle ne se dissout que dans environ
1600 parties d'eau, à une température moyenne, son
absorption est trop difficile et provoque facilement
des vomissements.

Doses. — Environ 6 grammes par jour, à prendre
par fractions de 1 gramme.

Doundaké. — Syn. — *Sarcocephalus esculentus* Afz.

Desc. — Plante de la famille des Rubiacées qui
croît au Sénégal.

Comp. — Contient une résine et un alcaloïde, la
doundakine $C^{28}H^{19}AzO^{18}$ (Schlagdenhaufen).

Prop. phys. — MM. Bochefontaine, Féris et Marcus
ont fait connaître l'action physiologique de cette
écorce et de son alcaloïde.

Prop. thér. — Astringent tonique et fébrifuge, capable de remplacer le quinquina, et son alcaloïde, le
sulfate de quinine. Recommandé dans l'anorexie, les
troubles gastro-intestinaux, l'anémie, les cachexies,
la scrofule, la paralysie et les maladies nerveuses.

Modes d'emploi. Doses. — Vin (30 grammes d'écorce
pulv. pour 1 litre de vin). — Extrait hydro-alcoolique,
de 15 à 20 centigrammes. — Poudre d'écorce, de 2

à 4 grammes. — Extrait aqueux, de 20 à 50 centigrammes. — Doundakine, de 20 à 25 centigrammes.

Drosera rotundifolia L. — SYN. — Rossolis, Rosée du soleil, Herbe à la rosée.

DESC. — Plante herbacée, de la famille des Droséracées, qui croît en Europe.

PART. EMPL. — La plante entière.

PROP. THÉR. — Utilisée comme antispasmodique dans la coqueluche, recommandée contre la bronchite chronique, l'asthme.

MODE D'EMPLOI. DOSES. — Teinture alcoolique à 1/5 à la dose de 10 à 40 gouttes dans les vingt-quatre heures.

Duboisia myoporoïdes R. Br. — DESC. —Arbuste de la famille des Solanacées, qui croît en Australie.

COMP. — Contient un alcaloïde, la *duboisine*.

PART. EMPL. — Les feuilles.

PROP. THÉR. —Employé avec succès dans les maladies des yeux. M. le Dr Dujardin-Beaumetz l'a substitué à l'atropine dans le traitement de certaines ophtalmies et contre le goître exophtalmique.

L'extrait a été donné contre les sueurs nocturnes dans la phtisie, sans produire de mauvais effets sur l'appétit. Il procure un soulagement complet dans les cas graves de ténesme vésical, provenant de l'inflammation de la vessie.

M. Ostermayer pense que le sulfate de duboisine peut remplacer avec avantage l'hyoscine, surtout chez les malades atteints d'affections cardiaques ou vasculaires, chez lesquels l'administration de l'hyoscine n'est pas exempte de danger.

Le sulfate de duboisine, employé en injections hypodermiques, est un calmant et un hypnotique puissant dans les affections mentales, accompagnées d'excitation et d'insomnie.

Dans la majorité des cas, une injection hypodermique de sulfate de duboisine, à la dose de 1 à 3 milligrammes, produit après dix à quinze minutes un effet calmant très manifeste, suivi généralement, au bout de vingt à trente minutes, d'une action hypnotique non moins considérable. Dans les simples insomnies non compliquées d'excitation, 1 milligramme à 1 milligr. 1/2 de sulfate de duboisine suffisent pour obtenir l'effet hypnotique désiré; mais dans les cas d'excitation intense, les doses de l'alcaloïde doivent être portées jusqu'à 2 ou 3 milligrammes.

Modes d'emploi. Doses. — Duboisine, en collyre, à la dose de 5 centigrammes, eau 10 grammes. — Extrait 0gr,50 pour 1 gramme d'eau, en injection hypodermique.

> Sulfate neutre de duboisine........ 0gr,01
> Eau de laurier-cerise.............. 20 grammes.

Recommandé par M. le Dr Dujardin-Beaumetz à la dose de une seringue par jour.

Duvaua dependens D. C. — Syn. — Huingan.

Desc. — Plante de la famille des Térébinthacées-Anacardiacées, qui croît au Chili.

Part. empl. — Fruit, écorce et racine.

Prop. thér. — Recommandée dans les affections des voies urinaires; dans ce cas, on emploie toute la plante. L'écorce est usitée pour le traitement des rhumatismes.

Eau chloroformée. — Prép. — Quand on agite le chloroforme dans de l'eau distillée, il s'en dissout une très petite partie qui lui communique une saveur sucrée et agréable. L'eau chargée de chloroforme s'appelle *eau chloroformée*.

Prop. thér. — On l'emploie comme sédatif et calmant. Un mélange de parties égales d'eau chloroformée et d'eau de fleurs d'orangers a rendu de bons services pour calmer la douleur et amener le sommeil. A cause de son goût agréable, on l'a employé comme véhicule de substances médicamenteuses désagréables à prendre et nauséeuses.

On utilise l'eau chloroformée en inhalations contre la coqueluche, la constriction de la gorge chez les hystériques et dans les affections de l'estomac.

Mode d'emploi. Doses. — Pour les inhalations, on met dans un pulvérisateur 30 grammes d'eau chaude, à laquelle on ajoute autant de gouttes de chloroforme que le malade a d'années, on fait quatre pulvérisations par jour. L'eau chloroformée se prend à l'intérieur à la dose de 30 grammes toutes les deux heures.

Eau naphtolée. — Dans un tonneau de 200 litres d'eau, on délaye 1,000 grammes de naphtol β. On agite et on laisse déposer. Chaque fois qu'on puise de l'eau naphtolée, on rajoute de nouvelle eau, on agite et on laisse reposer et ainsi de suite.

Un litre d'eau renferme 0gr,25 de naphtol.

Naphtol	20 grammes.
Ether	25 —
Vaseline	100 —

Eau oxygénée. — Desc. — Corps liquide, de consistance de la glycérine, sans odeur; densité $= 1,452$. Soluble dans l'eau et l'alcool et un peu dans l'éther. Mais au contact de beaucoup de corps chimiques, elle se décompose (bioxyde de manganèse, fibrine), elle détone avec l'oxyde d'argent.

Prép. — On fait agir le bioxyde de baryum pulvérisé par petites portions sur de l'acide chlorhydrique ou de l'acide fluorhydrique dilué. On purifie par addition d'acide sulfurique, puis de sulfate d'argent ou en distillant dans le vide.

Prop. thér. — Antiseptique très puissant et même le plus puissant connu. Employée pour des pansements chirurgicaux pure et surtout étendue. Son usage prolongé altère la peau, aussi convient-elle mieux à faire des lavages que des pansements fixes.

Coupée dans la proportion de une cuillerée à bouche pour 1 litre d'eau distillée récemment bouillie, elle est usitée comme antiseptique du tube digestif dans la fièvre typhoïde ou le choléra; on peut s'en servir dans cette proportion comme antiseptique des voies urinaires et en gynécologie.

Elaterium momordica. — Syn. — Concombre sauvage.

Desc. — Plante de la famille des Cucurbitacées, qui croît en Europe.

Part. empl. — L'extrait du suc de fruits.

Comp. — Contient un alcaloïde, l'*élatérine*, cristallisé, insoluble dans l'eau, soluble dans l'alcool et le chloroforme; formule $C^{20}H^{28}O^5$.

Prop. thérap. — Drastique hydragogue, usité lorsqu'une affection cardiaque est compliquée de lésion du rein. Purgatif, drastique violent. Irritant à l'extérieur, occasionnant des boutons et même des ulcères.

Mode d'emploi. Doses. — Teinture. — Poudre, de $0^{gr},01$ à $0^{gr},025$. — Teinture 1/5, de 10 à 30 gouttes. — Élatérine, de 1 à 5 milligrammes.

Embellia Ribes Burm. — Desc. — Arbuste de la famille des Myrsynées, qui croît dans l'Inde, près de Bombay.

Comp. — Il contient un acide; l'acide embellique $C^9H^{14}O^2$, dont on forme le sel ammoniacal.

Prop. thér. — Graines carminatives, toniques, utiles dans la dyspepsie et les maladies de la peau. Les fruits constituent un bon remède contre le ver solitaire, d'après le Dr Harris, de Semla, qui dit en avoir fait usage, avec succès, soit chez les indigènes, soit chez les Européens.

Le Dr Warden emploie comme tœnifuge le sel ammoniacal $C^9H^{13}O^2AzH^4$; poudre rouge garance, à la dose de 0,18 pour les enfants et 0,36 pour les adultes dans du miel.

Doses. — De 3 à 4 grammes de fruits pulvérisés, administrés le matin à jeun dans du lait.

Le principe actif, isolé, serait d'un emploi plus commode.

Émétine. — Desc. — Alcaloïde retiré de l'ipéca-cuanha. Employé sous forme cristallisée ou amorphe.

Cristaux blancs, devenant jaunes à la lumière, peu solubles dans l'eau et l'éther, très solubles dans l'alcool, le chloroforme et les acides dilués. C'est une diamine tertiaire et bibasique qui paraît dériver de la quinoline.

L'ipéca contient de 1 à 1/2 p. 100 d'émétine.

Prop. thér. — Appliquée sur la peau, l'émétine est irritante et fait apparaître des pustules comme l'émétique. Elle possède des propriétés vomitives et dépressives. On l'emploie comme expectorant à petites doses.

Doses. — De 1/2 milligramme à 1 milligramme comme expectorant et de 10 à 15 milligrammes comme émétique.

Emplâtres mousselines. — Syn. — Épithèmes. Topiques de Unna.

Prép. — M. L. Cavaillès propose la préparation suivante : incorporer le principe médicamenteux à une solution de gutta-percha dans la benzine, évaporer la benzine à une douce chaleur et étirer cette masse emplastique en sparadrap. L'emplâtre obtenu est très fin, très souple, adhésif et complètement imperméable à l'air ; la couche de gutta ne devient jamais cassante, elle fait corps avec la préparation et de cette façon la masse emplastique ne se sépare pas de la toile et ne reste pas adhérente à la partie malade.

Le plus souvent, il est nécessaire de dissoudre le principe actif dans la lanoline avant de l'incorporer dans la solution benzinique de caoutchouc.

M. Cavaillès prépare de cette façon les emplâtres médicamenteux suivants, qui ont été expérimentés à l'hôpital Saint-Louis.

Acide pyrogallique......	42 0/0	Emplâtre Vigo...........	30
— salicylique de.	38 à 50	Acide phénique..........	15
		Sublimé................	3
Acide salicylique........	20	Oxyde de zinc...........	15
Créosote	40	Iodoforme..............	50
		Résorcine..............	50
Acide salicylique........	60	Ichtyol................	5
Extrait de cannabis indica.	15	Acide borique..........	20
		Oxyde rouge de mercure.	10
Extrait de belladone.....	30	Aristol................	5
Chrysarobine de....	15 à 45	Salol	50
Emplâtre de Vigo.......	60	Huile de cade..........	50

Prop. thér. — Préconisés par le Dr Unna de Hambourg, ils sont usités contre certaines affections de la peau, lupus, psoriasis, eczéma, herpès.

Ephédrine. — Desc. — Alcaloïde extrait par le professeur Nagaï, de Tokio, de l'*Ephedra vulgaris* Rich., de la famille des Gnétacées.

L'hydrochlorate cristallise en aiguilles très solubles dans l'eau et sa solution ne s'altère pas à la lumière.

Prop. thér. — Doué de propriétés mydriatiques ; a été expérimenté en solution à 1/10. On l'emploie pour faciliter l'examen ophtalmoscopique. L'accommodation est facilement supprimée par ce moyen, sans désagrément pour le malade et sans accident.

Doses. — Chlorhydrate d'éphrédine, en collyre, à la dose de 0ᵍʳ,10 pour 100 grammes d'eau distillée. — En instillations, de 2 à 3 gouttes.

Ergotinine. — Desc. — Alcaloïde, retiré du seigle ergoté, qui cristallise en petites aiguilles blanches; insoluble dans l'eau, soluble dans l'alcool, l'éther, le chloroforme (Tanret); se colore en rouge violet, puis en bleu dans l'éther additionné d'acide sulfurique étendu à 1/17 d'eau.

Prop. thér. — Très efficace dans l'hémostase (hémoptisie, épistaxis, hémorrhagie utérine ou rectale); employé aussi dans l'érysipèle et les affections cérébrales.

M. le Dʳ Christian a combattu les attaques épileptiformes qui surviennent dans le cours de la paralysie générale par des injections sous-cutanées d'ergotinine; deux injections ont suffi pour enrayer les attaques. M. Huchard l'a employée dans les mêmes cas.

Mode d'emploi. Doses. — Injection hypodermique :

Ergotinine......................	0ᵍʳ,05
Acide lactique..	0ᵍʳ,01
Eau..........................	10 grammes.

Cette solution est injectée à la dose de 5 à 10 gouttes, soit de 1 à 5 milligrammes d'ergotinine.

Erythrina Corallodendron L. — Syn. — Colorin.
Desc. — Plante de la famille des Légumineuses, qui croît au Mexique, aux Antilles et au Brésil.

Comp. — M. Francisco Rio de la Loza a extrait un alcaloïde, l'*érythrocoralloïdine*.

Prop. phys. — Les injections hypodermiques d'extrait (2 grammes), dissous dans l'eau, produisent chez l'animal des phénomènes d'engourdissement, de faiblesse, qui se terminent par la mort au bout de sept à huit heures, si l'animal est jeune et peu robuste.

PROP. THÉR. — Elle est d'un emploi usuel, dans l'Amérique du Sud, comme hypnotique et sédatif du système nerveux.

Elle a été étudiée expérimentalement par M. Boche-fontaine, et cliniquement par M. le Dr Rey, médecin de l'asile de Ville-Evrard et par M. Rio de la Loza.

M. le Dr Rey, avec 50 centigrammes d'extrait, obtient dans la folie avec agitation et insomnie, quelques heures de sommeil ; en donnant cette dose deux ou trois fois la nuit, de deux en deux heures, on a obtenu un sommeil calme.

C'est aussi un purgatif énergique et en même temps un diurétique.

Erythrophlœum guineense Don. — SYN. — Sassy, Casca, Mancone, Teli.

DESC. — Arbre de la famille des Légumineuses-Cœsalpinées, qui croît dans la Guinée et au Congo. Les écorces ont été étudiées par M. Heckel de Marseille.

COMP. — Contient de l'*érythrophléine*, alcaloïde qui a été isolé par MM. Hardy et N. Gallois.

PROP. PHYS. — L'écorce a une action spéciale sur le cœur, qui *s'arrête en systole* et sur les muqueuses de l'estomac et de l'intestin qui sont profondément altérées.

PROP. THÉR. — M. le Dr Dujardin-Beaumetz reconnaît qu'elle a les mêmes propriétés que la digitale, tonique du cœur et diurétique.

Le Dr Lewin l'emploie avec succès en collyre, et comme anesthésique pour les yeux.

L'alcaloïde est un fortifiant et un calmant du cœur; ses propriétés sont identiques à celles de la digitaline et de la picrotoxine.

Dose. — Teinture à 1/10, de 5 à 10 gouttes, trois fois par jour. — Granules à 1/10 de milligramme, de 1 à 2 par jour.

Eschscholtzia californica Cham. — Desc. — Plante de la famille des Papavéracées, originaire de l'Amérique du Nord, répandue en Californie.

Comp. — Elle contient une petite quantité de morphine, une autre base et un glucoside.

Prop. thér. — C'est un soporifique atténué, propre à être administré aux enfants et aux personnes incommodées par les narcotiques violents. L'action calmante, analgésique, persiste assez longtemps après son administration.

Doses. — De 2^{gr},50 à 10 grammes par jour.

Ésérine (Salicylate d'). — Desc. — Sel stable, bien défini, neutre, facile à peser et se conservant facilement.

Prép. — On l'obtient en saturant une solution d'ésérine dans l'alcool par une solution d'acide salicylique dans le même véhicule, on évapore l'alcool et on fait cristalliser.

Prop. thér. — Usité contre la chorée et le tétanos.

On l'emploie en oculistique contre l'ulcère de la cornée, la mydriase, le glaucome, la névralgie oculaire.

Mode d'emploi. Doses. — Injections sous-cutanées de 1 à 3 milligr. — Collyre à la dose de 1 centigramme.

Ether formyl-amidophénique.

Desc. — En écailles brillantes, insipide, soluble dans l'eau chaude, l'alcool et l'éther. Point de fusion $=69°$.

Prép. — On l'obtient en remplaçant, dans la phénacétine, un groupe acétyle pour un groupe formyle.

Prép. thér. — Antipyrétique. Il agirait directement sur la moelle épinière, annihilant l'action de la strychnine ; antidote de la strychnine et des autres poisons convulsivants et tétaniques.

7.

Ethoxycaféine. — Desc. — Aiguilles solubles dans l'eau.

Prép. — On l'obtient en traitant la caféine bromée par la potasse en solution alcoolique.

Prop. phys. — Toxique à la dose de 1 gramme; donne, à la dose de 50 centigrammes, des vertiges, des nausées et de l'ivresse, occasionne des vomissements et une sensation de brûlure.

Prop. thér. — Plus actif que la caféine, il possède une action sédative sur le système cérébro-spinal. On l'emploie contre la migraine et les névralgies faciales.

Modes d'emploi. Dose. — Cachets médicamenteux, — solution avec addition de benzoate de soude, à la dose de 25 centigrammes. On facilite son administration par addition de 10 centigrammes de cocaïne qui augmente la tolérance et empêche la sensation de brûlure à la gorge.

Eucalyptol. — Desc. — Huile volatile, d'odeur *sui generis*, aromatique, chaude, franche et agréable, insoluble dans l'eau, soluble dans l'alcool, l'éther, les huiles fixes et volatiles. Bouillant à 176°. Densité, 0,930 à 15° C.

Prép. — Essence retirée par distillation des feuilles de l'*Eucalyptus globulus* (Myrtacées) avec de l'eau. On recueille l'essence qui surnage. Formule $C^{24}H^{20}O^2$.

Le produit commercial est impropre aux injections hypodermiques. En faisant passer un courant de gaz acide chlorhydrique dans de l'eucalyptol brut placé dans un mélange réfrigérant, on obtient une masse cristalline, qui, exprimée et séchée, puis délayée dans l'eau, donne, après rectification, le produit.

Essai. — Dans un mélange réfrigérant, l'eucalyptol cristallise en longues aiguilles, fusibles à — 1°; c'est là un procédé facile pour vérifier sa pureté.

Prop. phys. — D'après E. Delpech, il s'élimine facilement par les voies respiratoires et par le rein.

Prop. thér. — Employé avec succès contre les bronchites et les catarrhes chroniques. Antiseptique puissant des voies aériennes. Usité en injections dans les affections de l'oreille et de l'urèthre.

Modes d'emploi. Doses. — Capsules contenant 20 centigrammes d'eucalyptol, à la dose de 3 à 5 par jour. — Injections.

Eugenia Cheken. — Desc. — Plante de la famille des Myrtacées, originaire du Chili.

Prop. thér. — Aromatique, astringent, expectorant et antiseptique. Employé contre l'inflammation purulente des bronches, la bronchite, le catarrhe de la vessie, etc. Au Chili, les feuilles fraîches sont employées contre les maladies des yeux, en exprimant le suc et en faisant des lotions. L'écorce est antidysentérique.

Mode d'emploi. Doses. — Infusion, 10 grammes pour 100 d'eau, en injections. — Sirop, 1 partie de feuilles pour 2 de sirop. — Extrait fluide, de 8 à 12 grammes, 3 à 4 fois par jour.

Eugénol. — Syn. — Acide eugénique. Formule $= C^{10}H^{12}O^2$.

Desc. — Liquide huileux, incolore, à odeur et saveur de l'essence de girofle, insoluble dans l'eau, soluble dans l'éther et l'alcool.

Prép. — On l'obtient en oxydant l'essence de girofle par le permanganate de potasse ou l'acide chromique.

Prop. thér. — Antithermique et antiseptique. Employé comme anesthésique, en odontologie.

Mode d'emploi. Doses. — Capsules gélatineuses, — Potion. — Lavement, 80 centigrammes pour les adultes et 20 centigrammes pour les enfants.

Eupatorium amarissimum L. — Syn. — Gravel Root.

Desc. — Plante de la famille des Synanthérées, qui croît au Canada et en Virginie.

Parties empl. — Les feuilles et les racines.

Prop. thér. — Feuilles toniques, amères, proposées comme substitutif au houblon. — Racine amère, aromatique et astringente. On l'emploie surtout comme diurétique.

Euphorbia pilulifera L. — Desc. — Plante provenant de l'Australie.

Comp. — Résine, chlorophylle, caoutchouc, tannin, acide volatil, mucilage 5,2 p. 100, sucre 1,2 albumine, cellulose 60,19 p. 100 ; oxalate de chaux.

Prop. phys. — Le principe actif est toxique pour les animaux à sang chaud. La dose toxique (Eloy) serait de 1 gramme de plante pour 1 kilo d'animal.

Prop. thér. — Introduit dans la thérapeutique française par M. le Dr Tison. Usité contre l'asthme, la bronchite et les autres affections des voies respiratoires, avec action légèrement narcotique. Substance très énergique, qu'il ne faut pas employer en décoction trop concentrée, de peur d'accidents.

Mode d'emploi. Doses. — Décoction, 30 grammes dans 2 litres d'eau à réduire à 1 litre ; dose 60 grammes, 3 fois par jour. — Extrait fluide, de 10 à 30 gouttes.

Euphorine. — Syn. — Phényluréthane, éther carbanilique. Phénylcarbonate d'éthyle. Formule $C^9H^{11}AzO^2$.

Desc. — Poudre cristalline blanche, d'une odeur aromatique, d'un goût un peu piquant rappelant celui du clou de girofle. Peu soluble dans l'alcool et assez soluble dans un mélange d'eau et d'alcool.

Prép. — 1° On l'obtient par l'action de l'éther chloroxycarbonique sur l'aniline (Willm).

2º Par l'action de l'alcool sur le cyanate de phényle.

PROP. THÉR. — M. le Dr L. Sansoni a trouvé que l'euphorine, employée à la dose de 1 gr. à 1 gr. 1/2 par jour, produit un abaissement considérable et prolongé de la température. La chute thermique est accompagnée de transpiration abondante, et l'élévation subséquente de la température amène le frisson. Parfois la température tombe au-dessous de la normale, mais ce collapsus thermique ne s'accompagne pas, au dire de M. Sansoni, de symptômes de collapsus cardiaque. Cependant, pour tâter la susceptibilité du malade, il conseille de commencer le traitement antithermique avec des doses d'euphorine ne dépassant pas 10 centigrammes. On peut dire d'une manière générale que, au point de vue de l'effet antithermique, 50 centigrammes d'euphorine équivalent à 1 gramme d'antipyrine.

Dans les affections rhumatismales, l'euphorine agit à la façon des salicylates et de l'antipyrine, sur lesquels elle ne paraît, d'ailleurs, présenter aucun avantage.

L'action analgésique de l'euphorine s'est montrée considérable dans l'orchite.

Appliquée sous forme de poudre sur les plaies et les ulcères, l'euphorine a donné, comme antiseptique, des résultats excellents. Cette même action favorable a été constatée dans les ophtalmies chroniques.

MODE D'EMPLOI. DOSES. — En solution alcoolique faible. Cachets à la dose de 1 gr. à 1 gr. 50 comme antipyrétique et de 1 gr. 50 à 2 gr. comme antirhumatismal.

Europhène. — SYN. — Iodure d'isobutylorthocrésil.

DESC. — Poudre jaune à odeur safranée, légère, Insoluble dans l'eau et la glycérine; assez soluble dans l'alcool, l'éther, le chloroforme et les huiles fixes. Formule $C^{44}H^{29}Io.O^4$.

Prép. — On l'obtient en faisant agir l'iode sur l'isobutylorthocrésol, en solution alcaline. L'isobutylorthocrésol est obtenu en faisant agir l'alcool isobutylique sur l'orthocrésylol à une température élevée en présence du chlorure de zinc.

Prop. phys. — Il n'est pas toxique, on a pu en donner 3 grammes à des chiens sans inconvénient ; il passe dans l'urine.

Prop. thér. — Siebel et Eichoff s'en sont servis avec succès pour le pansement des chancres mous ou indurés ; ils l'emploient en poudre ou sous forme de pommade de 1 à 2 pour 100. Ils l'ont administré aussi en injections hypodermiques à des syphilitiques atteints d'accidents secondaires ; à cet effet, ils font usage d'une solution huileuse contenant 1 gramme d'europhène pour 100 grammes d'huile d'olives, et ils injectent chaque jour 1/2 ou 1 centimètre cube de solution.

Eichoff a encore appliqué l'europhène au traitement de l'ulcère variqueux, du lupus ulcéré ; ce médicament s'est montré sans efficacité contre l'eczéma, le psoriasis, le favus, etc.

En général, comme l'iodoforme et l'aristol, l'europhène ne paraît avoir d'action manifestement curative que dans les cas où il est appliqué sur des surfaces humides et sécrétantes.

Mode d'emploi. Doses. — Pommades, solutions huileuses pour injections ; il ne faut pas dépasser, pour ces préparations, les proportions de 1 à 2 pour 100. Gaze et ouate antiseptiques à l'europhène en dissolvant celui-ci dans une solution éthéro-alcoolique et en imprégnant la gaze rapidement. Suppositoires, europhène dissous dans l'huile d'amandes douces et on ajoute du beurre de cacao.

Evonymine. — Desc. — Substance amère retirée de l'*Evonymus atropurpureus*. Poudre gris brunâtre, hygrométrique, soluble dans l'eau, peu soluble dans l'alcool et l'éther. Elle réduit la liqueur de Fehling.

Prop. thér. — Possède des propriétés hydragogues, diurétiques, cathartiques et cholagogues. Elle est tonique et antipériodique ; c'est un purgatif qui n'est pas irritant.

Mode d'emploi. Doses. — En pilules et cachets, à la dose de 2 à 25 centigrammes.

Evonymus atropurpureus Jacq. — Syn. — Wahoo.
Descr. — Plante de la famille des Célastrinées, qui croît dans l'Amérique du Nord.

Prop. thér. — Laxatif et stimulant hépatique. Puissant excitateur de la sécrétion biliaire.

Mode d'emploi. Doses. — Extrait fluide d'écorce, 2 à 6 grammes.

Exalgine. — Syn. — Méthylacétanilide. Formule $C^9H^{11}AzO$.

Desc. — Aiguilles ou larges tablettes blanches, suivant qu'elle a été obtenue par cristallisation ou qu'elle s'est prise en masse après distillation ; peu soluble dans l'eau froide, plus soluble dans l'eau chaude, très soluble dans l'eau légèrement alcoolisée. Elle fond à 101 (Beilstein).

Prop. phys. — Les effets physiologiques et toxiques de l'exalgine ressemblent à ceux de l'antipyrine ; mais cependant l'exalgine paraît agir plus nettement sur la sensibilité et d'une façon moins active sur les centres thermogènes (Drs Dujardin-Beaumetz et Bardet).

Prop. thér. — On obtient des effets analgésiques, à la dose de 25 à 40 centigrammes, prise en une seule fois, ou de 40 à 75 centigrammes, prise en deux fois dans les vingt-quatre heures. Cette action analgésique est très marquée et paraît supérieure à celle de l'antipyrine, et cela dans toutes les formes de névralgies, y compris les névralgies viscérales. Jusqu'à présent, on n'a pas eu à constater, dans son emploi, l'irritation gastro-intestinale, le rash et la cyanose notés dans l'usage de l'antipyrine ou de l'acétanilide, mais une seule fois un léger érythème.

L'exalgine s'élimine par les urines, modifie la sécrétion nrinaire et agit, comme les antithermiques du même groupe, dans la polyurie diabétique, en diminuant la quantité de sucre et la quantité journalière des urines.

En résumé, l'exalgine est un puissant analgésique, qui paraît supérieur, à ce point de vue particulier, à l'antipyrine; elle est en outre beaucoup plus active, puisqu'elle agit à doses moitié moindres. Si l'on compare ce produit aux autres antithermiques analgésiques tirés de la série aromatique, on constate que, comme ces derniers, l'exalgine est à la fois antiseptique, analgésique, mais que cette dernière propriété paraît dominer dans ses effets thérapeutiques. (Dr Bardet.)

Mode d'emploi. Doses. — Potion, d'après le Dr Bardet:

Exalgine...............................	2 gr. 50
Alcoolat de menthe	15 gr.

Dissoudre et ajouter :

Sirop..............................	30 grammes.
Eau................................	105

Chaque cuillerée renferme 25 centigrammes de médicament; on donne de 1 à 3 cuillerées dans les vingt-quatre heures.

Sous forme alcoolisée :

Exalgine.........................	4 grammes.
Rhum............................	40
Eau distillée.....................	110

Cachets médicamenteux, à la dose de 25 centigrammes, répétés deux ou trois fois dans les vingt-quatre heures.

Fabiana imbricata Rz. et P. — Syn. — Pichi ou pitché du Chili.

Desc. — Arbuste de la famille des Solanacées, tribu des Nicotianées, qui pousse abondamment sur les frontières du Chili et de l'Araucanie. Cultivé aux environs de Marseille. A une odeur de vanille qui rappelle celle de l'extrait de gaïac.

Comp. — M. Limousin a étudié le bois et l'écorce, il y a constaté l'existence d'une assez forte proportion d'une substance résineuse, de deux glucosides, pas d'alcaloïde.

Prop. thér. — La décoction du bois prise en boisson, est considérée dans l'Amérique du Sud comme très efficace, contre les affections déterminant la sécrétion d'urines purulentes. Elle aurait la propriété de désagréger les calculs urinaires et de favoriser leur expulsion. On l'emploie contre les catarrhes de l'appareil urinaire. M. le Dr Le Menant des Chesnais a mis en évidence ses propriétés antiseptiques et sédatives dans le catarrhe aigu et chronique de la vessie.

On l'emploie encore dans la dyspepsie, l'hydropisie.

C'est aussi un stimulant du foie, employé contre la jaunisse et toutes les affections causées par une sécrétion insuffisante de la bile.

Mode d'emploi. Doses. — Extrait fluide, 8 grammes dans un verre d'eau, 3 fois par jour. — Décoction, 30 gr. p. 1000, à prendre par jour en 4 fois.

Fer (Albuminate de). — Prép. — On dissout dans un litre d'eau 35 grammes d'albumine sèche, on ajoute dans la solution 120 grammes de solution d'oxychlorure de fer (oxyde de fer hydraté dissous dans l'acide chlorhydrique à saturation), puis un litre d'eau et on agite. L'albuminate de fer se précipite, on le recueille, on le sèche.

La solution aqueuse d'albuminate de fer se prépare en dissolvant le précipité dans une solution de soude à 3 parties de soude pour 50 grammes d'eau. On ajoute de l'alcool pour conserver la solution.

Prop. thér. — Possède toutes les propriétés médicinales des ferrugineux, avec cet avantage qu'il est soluble et assimilable.

Doses. — De 0^{gr},30 à 0^{gr},50 d'albuminate de fer desséché par jour en 2 doses.

Fer (Succinate de). — Prép. — Le succinate de fer, qui est insoluble dans l'eau, le devient en présence des acétates ou citrates alcalins. M. Haussmann préconise la préparation suivante : Acide succinique 3^{gr},8, peroxyde de fer hydraté 5 grammes, citrate de potasse 15 grammes, glycérine 15 grammes, eau distillée 120 grammes.

Prop. thér. — Il peut remplacer avantageusement tous les ferrugineux. Selon M. Buckler, combiné avec le chloroforme il est très utile contre les calculs biliaires.

Doses. — On administre le chloroforme aux doses de 10 gouttes 4—6 fois par jour, et le succinate de fer par cuillerées à thé après chaque repas. Il faut continuer cette médication pendant quelques mois jusqu'à ce que les calculs soient dissous complètement.

Fève des marais. — Syn. — *Vicia Faba* L.

Desc. — Plante de la famille des Légumineuses, qui croît dans toute l'Europe.

Prop. thér. — Les fleurs sèches ont été préconisées par M. le Dr Bouloumié contre les coliques néphrétiques et les douleurs de l'appareil urinaire, à la dose d'une pincée par tasse d'eau bouillante.

Les graines sont adoucissantes et résolutives et leur épisperme est astringent. On en fait une bouillie claire, préconisée contre les diarrhées légères.

Flacourtia cataphracta Roxb. — Desc. — Plante de la famille des Bixacées, originaire de l'Inde et de l'Indo-Chine.

Part. empl. — Les feuilles.

Prop. thér. — Tonique et astringent.

M. Dymock la recommande contre l'enrouement, surtout chez les tempéraments bilieux. Elle soulage dans les nausées, et elle est tonique dans la cachexie. Elle est très efficace dans la diarrhée et la débilité générale.

Mode d'emploi. Doses. — Teinture 1/5, à la dose de 2 grammes. — Infusion, à la dose de 2 grammes.

Fluorhydrique (Acide). — Prop. thér. — Antiseptique et antifermentescible puissant ; son emploi contre la tuberculose pulmonaire, la diphthérie et dans le pansement des plaies de mauvaise nature, paraît avoir fourni de bons résultats.

Il faudra l'employer avec prudence, si le malade est asthmatique, hémoptysique ou emphysémateux E. Chevy).

M. Dujardin-Beaumetz, après une enquête faite (dans les usines où on emploie cet acide pour la gravure sur verre, a constaté que non seulement ses vapeurs n'étaient pas nuisibles, mais qu'elles avaient une action favorable sur les ouvriers atteints d'affections de poitrine. Cette constatation l'a conduit à instituer des expériences, qui permettent d'affirmer que cet acide est le plus puissant antifermentescible connu ; il a suffi, dans les expériences de MM. Dujardin-Beaumetz et Chevy, d'une quantité infinitésimale pour arrêter les fermentations.

M. le Dr C. Paul préconise une solution concentrée titrée de *bifluorhydrate d'ammoniaque*. Elle n'attaque pas le verre et on peut, en faisant barbotter de l'air dans ce liquide, le charger d'acide fluorhydrique et le malade aspire le mélange gazeux.

Doses. — Usage externe : de 1^{gr},50 pour 3 litres d'eau. — Usage interne : en inhalations.

Franciscea uniflora Pohl. — Syn. — *Manaca,* Mercure végétal.

Desc. — Arbre de la famille des Scrofulariées, originaire du Brésil et de l'Amérique centrale.

Comp. — Il contient un alcaloïde, la *manacine*, de formule $C^{14}H^{23}Az^4O^5$.

Prop. phys. — Toxique à doses élevées.

Prop. thér. — Le Dr Cauldwell a traité par l'extrait fluide 35 cas de rhumatisme et n'a eu qu'à s'en louer, surtout dans les cas subaigus avec peu ou point d'élévation de la température. Les Drs Cauldwell et Gottheil emploient de préférence l'extrait fluide, à la dose de 35 centigrammes à 2 grammes par jour, surtout dans le rhumatisme chronique.

Aux États-Unis, on fait usage du manaca comme altérant et antirhumatismal.

C'est aussi un puissant antiseptique, antisyphilitique, purgatif, emménagogue et diurétique.

Mode d'emploi. Doses. — On emploie surtout la racine en poudre, à la dose de 60 centigrammes, trois ou quatre fois par jour. — Décoction de la racine (10 à 15 p. 100). — Extrait fluide, préparé avec la racine, à la dose de 5 à 20 gouttes, trois fois par jour.

Gaïacol. — Formule $= C^7H^8O^3$.

Desc. — Se présente sous forme d'un liquide à odeur aromatique agréable, bouillant à 200°, d'une densité de 1,1171 à 13°, donne avec l'acide sulfurique une coloration rose clair. Il doit être conservé à l'abri de la lumière, dans des flacons opaques.

Prép. — Retiré par distillation fractionnée de la créosote de hêtre, où il se trouve en proportions élevées, jusqu'à 90 p. 100. Il distille entre 200° et 205°; on le secoue avec de l'ammoniaque faible à plusieurs reprises, puis on le distille à nouveau ; il est dissous ensuite dans un volume égal d'éther et additionné d'une solution alcoolique concentrée de potasse caustique jusqu'à léger excès. On lave le précipité qui se forme à l'éther, on le fait cristalliser dans l'alcool, et enfin on le sature avec de l'acide sulfurique dilué.

Prop. thér. — Préconisé par le Dr Sahli à la place de la créosote de hêtre, qui se trouve toujours plus ou moins pure.

Mode d'emploi. Doses. — On emploie le gaïacol comme la créosote.

Gaïacol......................	2 grammes.
Alcool......................	20 —
Eau......................	180 —

Une cuillerée à bouche après chaque repas. — Pilules et capsules de gaïacol, à la dose de 0,005 à 0,01.

Gaïacol benzoïque. — Syn. — Benzosol. Benzoïlgaïacol C^{14}H O^3.

Desc. — Cristaux incolores, fondant à 50°, sans odeur ni saveur. Il est soluble dans le chloroforme, l'éther et l'alcool bouillant, presque insoluble dans l'eau.

Prép. — Le gaïacol brut est transformé en sel de potasse et purifié par cristallisation dans l'alcool, on le chauffe au bain-marie avec la quantité calculée de chlorure de benzoïle, il se forme du benzosol qui est purifié dans l'alcool.

Prop. thér. — M. Bongart qui l'a découvert l'a préconisé à la place du gaïacol, dont il n'a pas le goût désagréable ni la saveur caustique. Employé aux mêmes usages que le gaïacol.

Doses. — Mêmes doses que le gaïacol.

Gaïacol carboxylique (Acide). — Syn. — Gaïacol carbonique (acide). Formule $C^{14}H^2O^4C^2H^4O^2HO^2$.

Desc. — Corps cristallisé, fusible à 148°, donnant avec le perchlorure de fer une coloration bleue.

Prép. — On sature à froid et sous pression du gaïacol isolé par de l'acide carbonique. On chauffe ensuite toujours sous pression à une température supérieure à 100°. Le produit est dissous dans l'eau puis décomposé par de l'acide chlorhydrique.

Prop. thér. — Présenté comme ayant des propriétés antiseptiques et antipyrétiques.

Gaïacol salol $C^{14}H^{12}O^4$.

Prép. — On fait un mélange à parties égales de gaïcol et de salol.

Prop. thér. — Antiseptique employé dans les cas du gaïacol et du salol.

Gélatine médicamenteuse dosée. — Prép. — *Procédé Limousin.* — Limousin fait usage d'un moule en cuivre argenté divisé en soixante petits carrés de 10 millimètres de côté. Les divisions en creux dans la plaque de métal et reproduites en saillie par une contre-partie qui figure le couvercle du moule. La gélatine, amenée à l'état liquide à la température du bain-marie, est versée sur la plaque inférieure légèrement chauffée ; puis on applique la contre-partie, en ayant soin d'interposer deux petites bandes de métal destinées à donner à la feuille de gélatine une épaisseur toujours uniforme. On met le tout à la presse, et au bout de quelques instants on retire du moule la gélatine refroidie. On coupe alors toute la partie qui excède les soixante divisions et on pèse.

Quand on connaît le poids, rien de plus facile que de calculer les proportions du médicament à y introduire. Si les soixante divisions pèsent 5 ou 6 grammes, et que l'on veuille incorporer 1 milligramme de médicament par division, on met 60 milligrammes de médicament, autant de fois qu'on a 5 ou 6 grammes dans la masse gélatineuse à transformer en carrés, et par l'évaporation on ramène au poids primitif.

Si la substance médicamenteuse est insoluble, on la divise dans une solution épaisse de gomme arabique, puis on la mêle à la gélatine fondue.

Par ce moyen, le médicament est dosé d'une façon beaucoup plus rigoureuse que dans la fabrication des pilules ou des granules.

De plus, les médicaments se conservent indéfiniment et occupent moins de volume que les solutions d'alcaloïde. On peut en approvisionner une colonie ou une armée en campagne.

Les principaux médicaments usités sous cette forme sont : arséniate de soude 0^{gr},005, laudanum 0^{gr},10, sulfate de quinine 0^{gr},05 et 0^{gr},10, ipéca 0^{gr},05, lactate de fer 0^{gr},05, opium 0^{gr},05, extrait de coloquinte 0^{gr},05, extrait d'aconit 0^{gr},03, extrait de belladone 0^{gr},02, acide salicylique 0^{gr},10.

Gelsemium sempervirens. — Syn. —Jasmin jaune.

Desc. — Plante de la famille des Loganiacées, qui croît aux États-Unis.

Comp. — Le principe actif est la *gelsemine* $C^{12}H^{14}AzO^{2}$, qui donne des réactions analogues à celles de la strychnine.

Prop. thér. — C'est un sédatif nerveux et artériel, employé dans les fièvres bilieuses et rémittentes, le délire, l'épilepsie, la blennorrhagie aiguë, l'inflammation de la plèvre, les affections névralgiques du trijumeau et des nerfs dentaires. Il est très actif et il doit être manié avec précaution.

Mode d'emploi. — Extrait fluide par déplacement :

Gelsemium en poudre.............. 10 grammes.
Alcool à 94°...................... q. s.

Pour faire 100 gr. d'extrait fluide.
Teinture :

Gelsemium en poudre.............. 15 grammes.
Alcool à 94°...................... q. s.

Pour obtenir 10 gr. de teinture.

Doses. — Extrait fluide, de $0^{gr},05$ ou $0^{gr},10$ à $0^{gr},20$, trois fois par jour. — Poudre de racine, 10 à 15 centigrammes. — Teinture, de 5 à 15 gouttes.

Geranium maculatum L. — Syn. — *Alum Root.*
Desc. — Plante de la famille des Géraniacées, qui croît aux États-Unis.
Partie employée. — Les racines.
Comp. — Contient un alcaloïde, la *géranine.*
Prop. thér. — Astringent puissant, indiqué dans la diarrhée chronique et le choléra infantile, les hémorrhagies, les maux de gorge et les ulcérations de la cavité buccale. Schœmaker dit qu'il est très utile dans les hémoptisies et les hémorrhagies internes et externes.
Mode d'emploi. Doses. — Racines pulvérisées, de 1 à 2 grammes. — Décoction (30 pour 600 grammes d'eau), à la dose de 60 gr. — Extrait fluide, de $1^{gr},25$ à 2 grammes. — Géranine, de $0^{gr},05$ à $0^{gr},25$.

Glutinopeptonate de sublimé. — Syn. — Chlorhydrate de gluten peptone sublimé.

Desc. — Ecailles blanches, soyeuses, hygroscopiques, peu altérables, solubles dans l'alcool et l'eau. Contient 25 p. 100 de sublimé.

Prép. — Paal l'a obtenu le premier en traitant le gluten par l'acide chlorhydrique et en le combinant en proportion voulue au bichlorure de mercure.

Prop. thér. — Le Dr Hufler l'a employé pour la médication hypodermique dans les accidents secondaires et tertiaires de la syphilis. Il a fait plus de 1,300 injections ; les résultats obtenus sont très bons.

On n'a observé que huit cas de récidive. Et encore ces récidives ne sont survenues que chez des sujets qui n'ont eu que peu de glutinopeptonate injecté (de 10 à 12, au lieu de la moyenne de 20 seringues), ou qui ne sont pas traités régulièrement. En tout cas il faut continuer les injections au moins pendant quatre semaines pour se mettre à l'abri des récidives.

Les injections sont très peu douloureuses ; dans la plupart des cas, elles sont même absolument indolores. On n'a jamais observé d'abcès à la suite de ces injections ; huit malades seulement ont présenté une légère infiltration au point d'injection.

Les manifestations spécifiques (surtout les plaques muqueuses) disparaissent en peu de temps.

Mode d'emploi. Doses. — Les injections sont faites avec la solution suivante :

```
Chlorhydrate de glutinopeptonate su-
    blimé (à 25 0/0 de sublimé) solide..  4 grammes.
Eau distillée.............  q. s. p. f. 100 cent. c.
```

Filtrez ; chaque seringue de Pravaz contient 0^{gr},04 de sublimé. Une seringue par jour.

Glycéro-alcoolés. — M. A. Petit, considérant avec

Bocquillon limousin. 8

raison que la forme de granules sous laquelle on délivre les médicaments toxiques a des inconvénients au point de vue de dosage et d'absorption, présente un mode nouveau d'administration des médicaments actifs.

M. A. Petit établit la formule suivante :

Pour 1000 cc.
- Glycérine (D = 1250 à 15°) : 333 G
- Eau distillée 147 G.
- Alcool à 95° q. s. pour obtenir un litre à 15°.

Au moment du mélange il y a contraction et élévation de température.

Un centimètre cube pèse 1 gramme.

Cette formule présente l'avantage que 1 gramme ou 1 centimètre cube correspond exactement à 50 gouttes (ce qui permet de donner au début des doses de 1/50 de millig.).

Ce véhicule présente en outre les avantages suivants : 1° conservation indéfinie ; 2° évaporation rendue difficile par la viscosité du liquide ; 3° solubilité complète assurée dans la plupart des cas, même quand le liquide est étendu d'eau.

On peut préparer ainsi les glycéro-alcoolés de digitaline cristallisée, de nitrate d'aconitine cristallisée, de strophantine, d'ouabaïne, au millième, et ceux de picrotoxine et de monosulfure de sodium au centième.

Glycéro-alcoolé de digitaline cristallisée au millième.

Digitaline cristallisée.................. 1 gramme.
Liquide glycéro-alcoolique............ q. s.
pour faire un litre à 15°.

Faites dissoudre.

Glycyrrhizine. — Desc. — Masse d'un brun clair, brillante, cassante, d'une saveur sucrée intense. Insoluble dans l'éther, soluble dans l'eau et l'alcool.

PRÉP. — On précipite l'extrait de réglisse dissous par de l'acide sulfurique faible, on lave le précipité; on le dissout dans l'alcool, on le neutralise par du carbonate d'ammoniaque, on filtre et on évapore à siccité.

PROP. THÉR. — Elle présente sur une petite masse la valeur d'une grande quantité d'infusion de réglisse.

DOSES. — De 0gr,02 à 0gr,25 pour sucrer les tisanes.

Gogo. — SYN. — *Phrynium Beaumetzi* Heck., Dadi-Gogo.

DESC. — Plante de la famille des Amomacées, qui croît sur la côte occidentale de l'Afrique.

PART. EMPL. — Le rhizome.

PROP. THÉR. — N'agit qu'à l'état frais. Mais c'est un puissant vermifuge et un purgatif, employé avec succès par les indigènes du Sénégal et du Gabon.

MODE D'EMPLOI. — Macération ou décoction :

    Rhizome......................... 80 grammes.
    Eau............................. 500   —

Gossypium herbaceum L. — SYN. — Cotonnier.

DESC. — Plante de la famille des Malvacées, qui croît en Asie, en Afrique et dans le sud de l'Europe.

PROP. THÉR. — Son action équivaut à celle du seigle ergoté. L'extrait provoque même des contractions utérines plus sûrement que l'ergot. On en fait usage dans l'aménorrhée, la dysménorrhée.

MODE D'EMPLOI. DOSE. — Extrait fluide :

    Ecorce de racine de cotonnier.............. 100
    Glycérine.................................. 35
    Alcool à 94°............................... q. s.

Pour faire 100 gr. d'extrait fluide; à la dose de

4 à 15 grammes par jour. — Infusion, 10 grammes d'écorce, 2 fois par jour. — Décoction, 120 grammes pour 1200 grammes d'eau, à la dose de 60 grammes toutes les demi-heures.

Gouania domingensis. — Syn. — *Jamaïca Chew-strik.*

Desc. — Plante de la famille des Rhamnées, qui croît aux Antilles.

Part. empl. — La tige et l'écorce.

Comp. — Contient de la saponine et un principe amer.

Prop. thér. — Employée comme tonique dans les dyspepsies et les affections pulmonaires. Aux États-Unis, on la mâche fréquemment après le repas, pour faciliter la digestion.

La poudre, recommandée comme dentifrice, raffermit les gencives et rafraîchit l'haleine. — Gargarisme astringent et agréable.

Grindelia robusta Nut. — Desc. — Plante de la famille des Synanthérées, qui croît dans le sud des États-Unis.

Part. empl. — La plante entière.

Comp. — La résine serait la partie active.

Prop. thér. — Utilisée contre la coqueluche, l'asthme avec spasmes, les affections des bronches. Efficace pour atténuer la fréquence et la violence des accès. Spécifique pour guérir l'irritation causée par le suc du *Rhus toxicodendron*, et l'irritation des maladies de peau. MM. C. Paul et Huchard l'ont employée avec succès dans l'emphysème.

Modes d'emploi. Doses. — Extrait fluide, préparé avec les feuilles et les sommités fleuries.

Grindelia en poudre n° 30	100
Alcool à 94°	q. s.
Eau distillée	q. s.

Pour faire extrait 100 gr.

On mêle 3 parties d'alcool avec une partie d'eau distillée, et ce mélange sert à préparer l'extrait fluide, d'après le procédé habituel. L'extrait fluide doit être donné dans de l'eau sucrée ou du lait, en remuant le breuvage, pour empêcher la résine d'adhérer au verre, à la dose de 2 à 4 grammes, toutes les trois ou quatre heures. — Teinture 1/5, de 30 à 40 gouttes.

Teinture de grindelia robusta.......	30 grammes.
— de convallaria maialis.....	10 —
— de scille.................	5 —

à la dose de 15 gouttes 3 fois par jour, employé par le Dr Huchard contre la néphrite.

Guachamaca toxifera. — Syn. — *Malouetia nitida* Spr.

Desc. — Plante de la famille des Apocynacées, qui croît au Vénézuela.

Comp. — Scheffer a isolé un alcaloïde, la *Guachamanine*, insoluble dans l'alcool absolu.

Part. empl. — L'écorce.

Prop. phys. — Très toxique ; l'effet de l'extrait aqueux de cette plante ressemble à celui du curare, par son action paralysante ; mais il en diffère en ce qu'il n'affecte pas les organes respiratoires (Dr Sachs et Dr Scheffer).

Prop. thér. — On l'a employé contre le tétanos, la rage, et les spasmes nerveux.

Guaco. — Syn. — *Mikania Guaco* H. B. *Eupatorium saturæfolium* Lam.

Desc. — Plante grimpante, qui croît dans l'Amérique du Sud, au Vénézuela et en Colombie.

Comp. — Contient une substance résinoïde amère, la *guacine*.

Part. empl. — La plante entière.

Prop. thér. — Employée contre la morsure des serpents, les fièvres intermittentes, les rhumatismes, la goutte, la rage, la syphilis et le choléra.

Mode d'emploi. Doses. — Suc frais, comme alexitère sur la plaie. — Extrait fluide, de 1 gramme à 3 grammes. — Infusé, 20 grammes pour 1000. — Teinture de 1/6, de 2 à 4 grammes. — Teinture alcoolique et éthérée, pour l'usage externe.

Guarana. — Syn. — *Paullinia sorbilis* Mart.

Desc. — Plante de la famille des Sapindacées qui croît dans l'Amérique du Sud.

Comp. — Contient de la caféine dans la proportion de 5 à 6 p. 100.

Part. empl. — Les graines.

Prop. thér. — Employé pour combattre la migraine. Aliment d'épargne à cause de la caféine qu'il contient.

Mode d'emploi. Doses. — Poudre, à la dose de 0^{gr},50 à 2 gr. 50.

Guaycurru. — Syn. — Baycurru, *Statice Brasiliensis*.

Desc. — Plante de la famille des Plombaginées, qui croît au Brésil, dans la République Argentine et au Chili.

Part. empl. — La racine.

Prop. thér. — Molina la considère comme le plus puissant astringent du règne végétal et l'emploie contre la dysenterie et les ulcères atoniques.

Mode d'emploi. Doses. — A l'extérieur, fomentations.

A l'intérieur, inhalations. — Décoction (1 p. 1000 grammes d'eau), à la dose de 30 grammes. — Teinture 1/8, à la dose de 2 à 4 grammes.

Guazuma ulmifolia Desf. — Desc. — Plante de la famille des Malvacées, qui croît aux Antilles et au Brésil.

Part. empl. — L'écorce.

Prop. thér. — Astringent mucilagineux, sous forme de sirop, dans les fièvres chaudes. Dépuratif dans les maladies cutanées, la rogue et autres affections du cuir chevelu. Au Brésil, on s'en sert comme topique pour les ulcères et les blessures.

Mode d'emploi. — Décoction, 30 grammes d'écorce, que l'on fait bouillir une demi-heure dans un demi-litre d'eau.

Gymnema silvestre R. Br. — Syn. — Merasingi.

Desc. — Plante de la famille des Asclépiadées, qui a pour patrie le Dekkan, l'Assam et la côte de Coromandel.

Comp. — On retire des feuilles, dans les proportions de 6 p. 100, l'*acide gymnémique,* allié à une base encore non définie $C^{32}H^{55}O^{12}$.

Prop. thér. — L'écorce pulvérisée sert depuis longtemps déjà, chez les indigènes, contre les morsures de vipères, et sa décoction est appliquée sur les plaies sous la forme de cataplasmes.

Elle produit des effets analogues à ceux de l'ipéca.

Prop. thér. — Produit l'anesthésie des nerfs sensitifs de la déglutition (ageustie) et sert pour faire absorber des médicaments amers ou nauséeux.

Habzelia ethiopica D. C. — Syn. — *Unona ethiopica* Dun; Hintcah.

Desc. — Plante de la famille des Anonacées, qui croît au nord de l'Afrique.

Prop. thér. — Les semences seraient employées dans la petite vérole. — Les tiges agissent comme stimulant des membranes muqueuses. — Le fruit est employé, comme le cubèbe, contre la blennorrhagie et la diphtérie.

Halviva angustifolia. — Syn. — Agathodes. Kreat.

Desc. — Plante de la famille des Gentianées qui croît dans l'Inde.

Prop. thér. — Réputée chez les indigènes comme un tonique de premier ordre. Ils s'en servent sous forme d'infusion préparée fraîche ou tous les deux jours. G. Yeates Hunter le recommande comme succédané de la quinine. Pendant vingt-sept ans, il l'a prescrit toujours contre la fièvre intermittente et comme tonique, et n'a eu qu'à s'en louer. Non seulement ce médicament coupe infailliblement la fièvre intermittente, sans présenter les inconvénients de la quinine, mais encore on peut l'employer sans danger comme prophylactique. Son administration n'est jamais suivie de phénomènes secondaires fâcheux.

Hamamelis virginiana Lam. — Syn. *Witch Hazel.* Noisetier de Sorcière.

Desc. — Arbre de la famille des Saxifragées-Hamamelacées, qui croît aux États-Unis.

Part. empl. — Les feuilles, cueillies en automne.

Comp. — Contient de l'*Hamaméline*, produit résineux mélangé à un alcaloïde.

Prop. thér. — Tonique, astringent contre les hémorrhoïdes et les hémorrhagies. Action décongestive, sédative, régularisant la circulation en agissant sur le système vaso-moteur, dilatateur et constricteur ; ce qui explique son action hémostatique dans les stases sanguines, dans les dilatations variqueuses profondes ou superficielles.

Prop. tox. — Doit être donné avec prudence. Des troubles de la circulation ont été observés dans plusieurs cas où la dose de 20 gouttes par jour avait été dépassée.

Mode d'emploi. Doses. — Extrait fluide, préparé avec les feuilles :

Hamamelis en poudre n° 40.............	100
Alcool à 94°...........................	$\bar{a}\bar{a}$ q.s.
Eau distillée.........................	

Mêlez une partie d'alcool avec 2 parties d'eau distillée, et préparez avec ce mélange l'extrait fluide, pour faire 100 gr. d'extrait, dont on donnera de 4 à 8 grammes, 3 fois par jour. — Décoction, 80 grammes pour 500 grammes, un verre par jour. — Extrait, 1 gramme pour 350 grammes d'eau, 10 gouttes toutes les deux heures. — Teinture de feuilles 1/5, pour usage interne, de 5 à 20 gouttes par jour. — Teinture d'écorces 1/20, pure ou coupée d'eau, pour usage externe en compresses.

Hélénine. — Syn. — Camphre d'Aunée.

Desc. — Substance concrète brune que l'on trouve dans la racine de l'aunée, *Inula Helenium* L., de la famille des Synanthérées. Insoluble dans l'eau, soluble dans l'alcool et l'éther, fond à 72° et bout à **280°** en répandant une odeur de patchouli.

Prop. trér. — Employé comme antiseptique contre le bacille du choléra. Usité contre l'ozène, la malaria, la tuberculose, la diarrhée infantile et le catarrhe pulmonaire. Diminue les sécrétions et est recommandé contre la bronchite. Préconisé contre la diphtérie en application sur les fausses membranes. Possède des propriétés antispasmodiques contre la chorée.

Mode d'emploi. Doses. — Cachets et pilules, à la dose de 2 à 10 centigrammes.

Helianthus annuus L. — Desc. — Plante de la famille des Synanthérées, qui croît en Europe.

Comp. — Contient un alcaloïde, *l'hélianthine.*

PART. EMPL. — Fleurs, tiges, écorce.

PROP. THÉR. — Employé contre les fièvres inter-mittentes et les fièvres palustres. On donne la teinture de fleurs et d'écorce. En Russie les paysans font un lit de feuilles et de fleurs et se couchent dessus en se couvrant de façon à déterminer la transpiration. On recharge le lit de feuilles le lendemain jusqu'à ce que les accès soient passés.

MODE D'EMPLOI. — Feuilles. Teinture à 15 grammes, à la dose de 15 gouttes 3 à 4 fois par jour.

Heliotropium indicum L. — SYN. — *Yerba de Cotona.*

DESC. — Plante de la famille de Borraginées, qui croît à Porto Rico, dans l'Inde et en Cochinchine.

PROP. THÉR. — Le suc est employé pour résoudre les furoncles douloureux ou les anthrax.

Spécifique des aphtes et des ulcérations de la gorge et du pharynx. Le Dr Amadeo l'a employé dans la pharyngite et l'angine tonsillaire, et a obtenu un soulagement de la douleur et de la constriction.

MODE D'EMPLOI. — A l'intérieur, infusions. — Gargarismes.

Hippurate de chaux. — DESC. — Soluble dans 27 fois son poids d'eau.

MODE D'EMPLOI. DOSES. — Potion, à la dose de 0^{gr},25 à 1 gramme.

Acide hippurique	25 grammes.
Lait de chaux pour saturer	q. s.
Essence de citron	50 grammes.
Sirop	500 —

3 à 4 cuillerées par jour.

Formule recommandée par le Dr Constantin Paul contre la cirrhose du foie.

Hippurate de lithine. — DESC. — Très soluble dans l'eau.

Mode d'emploi. Doses. — Potion, à la dose de 0gr,28 à 1 gramme.

Hippurate de soude. — Desc. — Très soluble dans l'eau.

Mode d'emploi. Doses. — Potion, à la dose de 0gr,25 à 1gr,50.

Hoang-nan. — Syn. — *Strychnos gautheriana.*

Desc. — Plante de la famille des Loganiacées, qui croît au Tonkin.

Comp. — Contient strychnine, brucine et igasurine.

Prop. phys. — Possède les propriétés physiologiques de la strychnine, ajoutées à celles de la curarine (exagération des mouvements réflexes, crampe, léger trismus).

Prop. thér. — Réputée comme écorce précieuse contre la rage, la lèpre et le venin des serpents.

M. le Dr Barthélemy de Nantes a essayé ce médicament et, sur un certain nombre de cas de rage, a obtenu la guérison : les premiers stades de la maladie suivaient leur cours, mais l'hydrophobie était évitée ainsi que la mort.

Mode d'emploi. Doses. — Poudre, à la dose de 75 centigrammes. — Extrait hydro-alcoolique, à la dose de 30 centigrammes, dans les vingt-quatre heures.

Holarrhena antidyssenterica Woll. et **Holarrhena africana** D. C. — Syn. — Conessie, *Codaga-pala.*

Desc. — Plante de la famille des Apocynées, qui croît dans l'Inde.

Comp. — L'alcaloïde *conessine* ($C^{12}H^{20}Az$) a été retiré par Schirmer et Potsdorff des semences et identifié avec la conessine, extraite par Haines du *Wrigthia antidyssenterica.*

Cependant Warnecke donne à la base du *Wrigthia* la formule $C^{11}H^{18}Az$ en l'appelant *Wrigthine;* d'après cela, les deux alcaloïdes seraient homologues. La conessine, qui est extraite du *Holarrhena antidyssenterica*, se présente sous forme de cristaux blancs enchevêtrés, fusibles à 121°; cette conessine est peu soluble dans l'eau, mais soluble dans l'alcool, l'éther et le chloroforme.

PART. EMPL. — Les graines et l'écorce.

PROP. BACT. — C'est un antiseptique.

PROP. THÉR. — Serait un remède spécifique de la diarrhée, de la dyssenterie et des hémorrhagies.

Ses propriétés comme antifébrile ne sont pas inférieures à celles du quinquina.

Il ne produit ni nausées, ni vomissements, ni maux de tête.

On l'emploie aussi comme vermifuge, et comme tonique, dans les coliques néphrétiques.

DOSES. — Graines, de 10 à 30 centigrammes par jour. — Teinture à 1/5, de 1 à 4 grammes.

Huamanripa. — SYN. — *Cryptochætes andicola* R.

DESC. — Plante de la famille des Composées, qui croît au Chili et au Brésil.

COMP. — Renferme une essence et une résine.

PROP. THÉR. — Passe dans son pays d'origine pour un spécifique des affections de l'appareil respiratoire. Les Indiens l'emploient contre l'hémoptisie (Bignon).

MODE D'EMPLOI. — Infusion, 30 grammes de feuilles pour 250 grammes d'eau.

Hura crepitans L. — SYN. — Sablier.

DESC. — Plante de la famille des Euphorbiacées, qui croît dans les Antilles, l'Amérique tropicale et le Brésil.

PROP. THÉR. — Poison énergique, employé comme

éméto-cathartique, hydragogue et à l'extérieur comme
rubéfiant. Le latex de la plante, mis au contact de
l'œil, peut produire la cécité presque immédiate.
L'extrait d'écorce est employé, au Brésil, contre la
lèpre.

Hydracétine. — Syn. — Acétylphénylhydrazine.

Desc. — Poudre cristalline, blanche, inodore, presque insipide, fusible à 128°, soluble dans 50 p.
d'eau, facilement soluble dans l'alcool, le chloroforme, la benzine ; elle réduit à froid les solutions
alcalines de cuivre, et précipite également l'argent
métallique des solutions alcalines ; elle ramène au
minimum les sels mercuriques et ferriques.

Prép. — On mélange 1 partie d'acide acétique
anhydre à 2 parties de phénylhydrazine, la masse
s'échauffe et par refroidissement elle abandonne des
cristaux d'hydracétine.

Prop. thér. — Le Dr Guttmann la présente comme
ayant, à petite dose, une action antipyrétique remarquable et des effets favorables dans le rhumatisme
articulaire ; il a obtenu aussi des résultats favorables
dans le psoriasis.

Doses. — Pommade à 10 p. 100, de 5 à 20 centigrammes par jour. Le Dr Guttmann recommande
d'employer seulement 10 centigrammes en deux
doses, et de surveiller les effets, le médicament ne
devant pas être continué longtemps.

Hydrangea arborescens L. — Desc. — Plante de la
famille des Saxifragées, qui croît au Japon, dans l'Inde
et dans le centre et le sud des États-Unis.

Part. empl. — La racine.

Comp. — Elle contient de l'albumine, de l'amidon,
de la résine, des sels et un glucoside cristallisé, obtenu
par M. Schrœter, l'*hydrangine* $C^{34}H^{25}O^{11}$.

L'extrait alcoolique de racine est traité par une solution d'acide sulfurique à 1 p. 100 ; on agite le liquide obtenu avec du chloroforme, qui sépare une matière colorante, puis avec de l'éther, qui enlève le glucoside. Après purification, il présente les caractères suivants : il fond à 228° C. ; il se dissout dans l'acide sulfurique concentré avec une fluorescence rouge violacée ; dans les alcalis, avec une couleur opaline bleue intense ; dans l'acide acétique à 80 p. 100, avec une légère fluorescence, qui devient plus apparente en diluant avec 5 à 10 volumes d'eau.

Prop. phys. — Aromatique, piquante au goût.

Prop. thér. — MM. Edon et Green lui attribuent une action favorable contre la gravelle et les maladies des voies urinaires.

Mode d'emploi. Doses. — Décoction, 10 grammes pour 1000 grammes d'eau.

Hydrastine. — Prép. — On précipite par l'ammoniaque la solution d'hydrastine dans l'acide chlorhydrique étendu, on laisse sécher à l'air et on dissout le précipité dans la plus petite quantité de chloroforme chaud ; après filtration sur le coton de verre, on étend d'un excès d'alcool froid et l'on agite pendant quelques minutes. L'hydrastine, séparée sous forme d'un précipité cristallin, est lavée à l'alcool froid, séchée, reprise par le chloroforme et traitée comme la première fois ; enfin on la fait recristalliser dans l'alcool bouillant (Eberhart).

Prop. phys. — Voy. *Hydrastis.*

Dose. — De 10 à 30 centigrammes par jour.

Hydrastinine. — Syn. — Oxyhydrastine. $C^{11}H^{11}AzO^3$.

Prép. — Will obtient ce corps en chauffant légèrement l'hydrastine avec de l'acide azotique dilué et en précipitant le produit par un alcali.

Prop. phys. — Elle est préférable à l'hydrastine, à cause de son action excitante sur le muscle cardiaque et de la constriction persistante qu'elle produit sur les parois vasculaires. Elle n'est pas irritante.

Prop. thér. — Employée contre la métrorrhagie, la métrite, la pyosalpingite, le myôme et l'endométrite.

Mode d'emploi. Dose. — En injections sous-cutanées :

        Chlorhydrate d'hydrastine........... 1 gramme.
        Eau.............................. 10   —

De 1/2 à 1 seringue Pravaz.

Hydrastis canadensis L. — Syn. — Racine jaune, racine orange.

Desc. — Plante de la famille des Renonculacées, qui croit dans l'Amérique du Nord.

Prop. phys. — A la suite de l'administration de l'*Hydrastis canadensis* ou de son alcaloïde l'*hydrastine*, les battements du cœur sont ralentis ; après de fortes doses, survient parfois de l'arythmie ; le ralentissement qui suit une dose moyenne cesse, si les nerfs vagues sont coupés ; il n'en est pas de même de l'arythmie et du ralentissement, qui succèdent à des doses fortes.

Prop. thér. — A une action manifeste sur les troubles fonctionnels de l'appareil utéro-ovarien et sur les anomalies de la menstruation. — On l'emploie comme tonique et antipériodique, véritable succédané du quinquina dans les fièvres intermittentes. Il est laxatif, cholagogue, et est employé contre les affections chroniques des muqueuses et les hémorrhoïdes. Il est altérant et antiseptique.

Le Dr Palmer, ayant remarqué l'action favorable de l'application locale de l'extrait d'hydrastis sur l'in-

flammation des muqueuses, a prescrit des inhalations du même extrait dans des cas de bronchite
simple et aussi dans la phtisie. Les résultats sont
satisfaisants. Dans le premier mois, les sueurs nocturnes disparaissent, la toux et l'expectoration dimi-
nuent notablement, l'appétit se relève, la digestion
s'accomplit avec plus d'énergie, les forces des malades s'accroissent. L'hydrastis est applicable à toutes
les périodes de la phtisie.

Mode d'emploi. Doses. — Le rhizome et les radi-
celles servent à la préparation d'un extrait fluide et
d'une teinture.

```
Hydrastis en poudre n° 60.................  100
Alcool à 94°............... .................  q. s.
Eau distillée...............................  q. s.
```

Pour faire 100 gr. d'extrait, à la dose de 1 à 4
grammes, 2 à 3 fois par jour. — Racines pulvérisées, 2 à 8 grammes.

```
Teinture d'hydrastis canadensis..............  15
     —      de viburnum prunifolium ...........  15
```

Dix gouttes toutes les 2 heures contre la dysménorrhée (Dr Huchard).

Hydrate d'amylène. — Syn. — Alcool pseudo-amy-
lique. Diméthyl-éthyl-carbinol. Formule $C^{10}H^{12}O^2$.

Desc. — Liquide mobile, incolore, d'odeur aromatique spéciale, de saveur fraîche comme la menthe.
Densité 0,80. Point d'ébullition 102°,5. Soluble dans
l'alcool et faiblement soluble dans l'eau. Sa fonction
chimique est un alcool tertiaire.

Prép. — Action de l'acide sulfurique sur l'amylène,
que l'on se procure au moyen du chlorure de zinc et
de l'alcool amylique de fermentation. L'acide sulfurique employé pour la réaction est dilué d'un tiers
d'eau. On doit éviter l'élévation de température.

Prop. thér. — Hypnotique, intermédiaire entre le chloral et le paraldéhyde, n'agissant pas sur l'estomac ni sur le cœur.

Mode d'emploi. Doses. — Potion. — Capsules, de 0gr,30 à 0gr,50 à la fois et de 3 à 8 grammes par jour. — Lavement, à la dose de 4 grammes.

Mode d'emploi. — Le Dr Palmer se sert ordinairement de la solution suivante pour les inhalations :

Extrait fluide d'*hydrastis canadensis*... 1 partie.
Solution saturée de chlorure de sodium. 3 —

Hydrocotyle asiatica L. — Syn. — Bevilacqua.
Desc. — Plante de la famille des Ombellifères.
Part. empl. — La plante entière.
Comp. — Contient la *vellarine*, huile jaune qui est le principe actif, 2 résines et un extrait sucré.
Prop. thér. — L'extrait alcoolique est employé comme dépuratif et altérant dans la lèpre et l'éléphantiasis; il a donné d'excellents résultats dans le traitement de la syphilis ulcéreuse.
Mode d'emploi. Doses. — Poudre de plante, 50 centigrammes. — Extrait fluide, 10 gouttes. — Tisane, de 8 à 30 grammes pour 1000; réduire à 200 grammes, 3 verres par jour.

Hydronaphtylamine. — Syn. — Tétrahydro-β-naphthylamine ($C^{10}H^7H^4,AzH^2$). Thermine.
Prop. phys. — Cette substance paraît posséder la propriété de produire la dilatation de la pupille d'une manière remarquable. D'après Filehne, de Breslau, l'instillation d'une solution faible (1 à 5 p. 100) produit la dilatation dans l'œil traité uniquement; mais une dilatation énergique se produit dans les deux yeux, aussitôt qu'une quantité suffisante, encore très minime cependant, a été absorbée par une voie

quelconque, par exemple après une injection hypodermique. Les pupilles sont plus largement dilatées que par l'atropine, et une pupille, déjà dilatée au maximum par l'atropine, s'ouvre plus largement sous l'action de cette substance.

Hydroxylamine L. — Syn. — Oxyammoniaque. $AzH^2 — OH$.

Desc. — C'est de l'ammoniaque, dans laquelle un atome H est remplacé par le groupe *hydroxyle;* corps incolore et inodore; son chlorhydrate, qui cristallise bien, est hygroscopique et très soluble dans l'eau, l'alcool et la glycérine; sa solution ne doit pas colorer la phénolphthaléine, ni rougir fortement le papier de Congo. Cette dernière réaction indiquerait un excès d'acide libre.

Prop. thér. — Dans le traitement des maladies cutanées, on a proposé de substituer à l'acide pyrogallique et à la chrysarobine l'hydroxylamine qui ne tache pas la peau.

Hymenæa Courbaril L. — Syn. — Caroubier de l'Inde.

Desc. — Plante de la famille des Légumineuses, qui croît dans l'Inde.

Prop. thér. — L'écorce, à l'état d'extrait fluide, est un bon sédatif artériel et un astringent, dans les cas d'hémoptysie, d'hématurie, de crachement de sang, de diarrhée, et de dysenterie.

Mode d'emploi. Doses. — Extrait fluide, de 10 à 20 gouttes.

Hymenodictyon excelsum Wall. — Desc. — Plante de la famille des Rubiacées, tribu des Cinchonées, qui croît dans l'Inde.

Comp. — Elle contient, d'après Waylor, de l'hyménodictine, de l'œsculine, de l'œsculetine.

Part. empl. — L'écorce.

Prop. thér.—Elle est astringente et amère. Ce serait un tonique et un fébrifuge.

Hyoscine. — $C^{34}H^{25}AzO^{6}$.

Desc. — Ladenburg a montré que l'atropine, l'hyoscyamine et l'hyoscine, à l'état de pureté, sont des alcaloïdes isomères. L'hyoscine pure est un liquide sirupeux; l'atropine et l'hyoscyamine, toutes deux solides, ont des points de fusion différents.

Prép. —Alcaloïde isomère de l'hyoscyamine, extrait de la jusquiame et du duboisia. C'est la partie active de l'hyoscyamine amorphe du commerce.

Sels empl. — Bromhydrate, prismes blancs, faiblement soluble dans l'eau. — Chlorhydrate, larges tables incolores, soluble dans l'eau. — Iodhydrate, mêmes propriétés.

Prop. phys. — L'hyoscine, considérée comme calmant, a une action qui équivaut à cinq fois celle de l'atropine ou de l'hyoscyamine; il est probable qu'il en est de même de ses propriétés toxiques. Sans action sur la respiration, elle augmente la circulation et le nombre des battements du cœur. Elle agit sur la pupille en la dilatant.

Prop. thér. — Antispasmodique, narcotique et sédatif cérébral, employé contre l'insomnie, le délire, la manie aiguë et le delirium tremens.

Usité en oculistique comme mydriatique; il a pour antagonistes la caféine et la pilocarpine.

Martindale dit que c'est à tort qu'on attribue à l'hyoscine des propriétés analogues à celles de l'hyoscyamine, ainsi que l'ont fait quelques médecins.

Mode d'emploi. Doses. — Solution :

Solution de bromhydrate d'hyoscine.....	1 gramme.
Eau distillée.........................	200 grammes.

Injection hypodermique :

Hyoscine .... 0^{gr}.05
Eau acidulée .... 10 grammes.

à la dose de 1/5 de seringue.

Potion, de 1 à 3 milligrammes par jour. — Pilules, aux mêmes doses. — Granules à 1/2 milligramme, de 1 à 6 par jour. — Usage externe, collyre.

Hyoscyamine. — Formule $C^{34}H^{23}AzO^6$.

Desc. — Alcaloïde retiré des semences de la jusquiame et qui est contenu dans la belladone, le stramonium et les scopolia. Cristallisable, déliquescent, à odeur vireuse et à saveur âcre. Soluble dans 120 fois son poids d'eau, facilement soluble dans l'alcool, très soluble dans l'éther et l'alcool. Fusible à 116°. Très alcalin.

Ladenburg trouve cet alcaloïde identique à la duboisine et à la daturine et isomérique de l'atropine. Elle ne préexiste que dans la jusquiame ; les autres plantes en donnent par dédoublement de leurs alcaloïdes.

Prép. — Il faut enlever la matière grasse par le sulfure de carbone. — Se dédouble, par les alcalis, en hyoscine et acide hyoscique identique à l'acide tropique.

Prop. thér. — Mydriatique, plus actif que l'atropine, très usité en oculistique. Employée à l'intérieur contre la paralysie agitante, le tremblement mercuriel ou sénile, les névralgies, la manie aiguë, la chorée, le delirium tremens, la folie, l'épilepsie. A très faible dose, on l'emploie comme narcotique et calmant.

Mode d'emploi. Doses. — Usage externe : Collyre, à la dose de 0^{gr},05 pour 20 grammes d'eau, on ajoute quelques gouttes d'acide chlorhydrique pour dissoudre. — Usage interne : Granules, à la dose de

1/2 milligramme, en allant progressivement jusqu'à
12 milligrammes, s'il ne se produit pas de phénomènes toxiques. — Injection sous-cutanée :

    Hyoscyamine............................ 0gr.05
    Eau distillée.......................... 8 grammes.

Dose de l'injection, de 1 à 4 gouttes.

Hypnal. — Syn. — Chloral-antipyrine, trichloracé-
tyl-diméthylphénylpyrazolone.

Desc. — M. Reuter a fait connaître la combinaison de 1 molécule d'antipyrine et 1 molécule de chloral anhydre ; ce corps ne donne pas la réaction rouge
avec le perchlorure de fer. MM. Béhal et Choay ont
obtenu les combinaisons de 1 molécule d'antipyrine
pour 1 molécule de chloral hydraté et de 1 molécule
d'antipyrine pour 2 molécules de chloral hydraté.
Ces deux corps donnent la coloration rouge par le
perchlorure de fer.

Prép. — On obtient ce corps en mélangeant le
chloral hydraté et l'antipyrine ; on obtient une huile,
qui ne tarde pas à se prendre en cristaux, qu'on essore et qu'on purifie par des cristallisations dans l'eau.

Prop. thér. — Le composé de Reuter est inactif
thérapeutiquement, tandis que ceux de MM. Béhal et
Choay ont de l'action. On devra donc au préalable
faire l'essai au perchlorure de fer. M. le Dr Bardet
préconise l'hypnal contre l'insomnie due à la douleur
et à la toux. On peut l'administrer facilement à des
enfants, car il n'a pas de goût.

Dose. — 1 gramme.

Hypnone. — Syn. — Acétophénone. Phénylmé-
thyl-acétone. Formule, d'après Wurtz, C^6H^5—CO
—CH^3.

Desc. — Liquide incolore, mobile, très réfringent,

9.

bouillant à 198°. Il appartient à la série aromatique. Il est volatil et son odeur, très tenace et très persistante, rappelle à la fois celle de l'essence d'amandes amères et celle de l'eau de laurier-cerise. N'est pas directement inflammable, mais active la combustion des corps qui en sont imprégnés. Vers +4 ou 5 degrés, il devient solide et se prend en masse sous forme de cristaux enchevêtrés. Très soluble dans l'alcool, l'éther et particulièrement l'huile d'amandes douces, ce qui a donné l'idée de le mettre en capsules, après l'avoir dissous dans ce véhicule.

PRÉP. — Obtenu par Friedel en faisant réagir le chlorure de benzoyle sur le zinc méthyle ou en distillant un mélange de benzoate et d'acétate de calcium.

PROP. PHYS. — Chez les cobayes, en injection souscutanée, à l'état pur, et à la dose de 50 centigrammes à 1 gramme, il amène une somnolence à forme comateuse, suivie de la mort de l'animal, cinq à six heures après l'injection (Dujardin-Beaumetz).

PROP. THÉR. — Le Dr Dujardin-Beaumetz a, le premier constaté ses propriétés hypnotiques, qui avaient échappé à Popoff et Nencki.

MODE D'EMPLOI. DOSES. — La dose varie de 4 à 16 gouttes, soit de 10 centigrammes à 40 centigrammes, et cette dose provoque toujours de quatre à six heures d'un sommeil réparateur.

Dans ses premiers essais, le Dr Dujardin-Beaumetz a d'abord administré l'hypnone étendue d'alcool, d'éther ou de glycérine dans des capsules Lehuby.

Étant données les petites doses auxquelles doit s'administrer ce médicament et la précision nécessaire à son dosage, Limousin préfère l'emploi des capsules gélatineuses, ainsi formulées :

Hypnone......................	4 gouttes ou 10 centigr.
Huile d'amandes douces..........	Q. S. pour une capsule.

On évite ainsi l'ingestion d'une certaine quantité d'alcool à 90° ou d'éther proportionnellement élevée, si on considère que l'hypnone s'administre à la dose de quelques gouttes seulement.

L'huile d'amandes douces possède la propriété d'atténuer dans une forte mesure l'odeur pénétrante de l'hypnone.

Hypnone..........................	VIII gouttes.
Glycérine.........................	2 grammes.
Looch blanc......................	40 —

à prendre en une fois (Dr Constantin Paul).

Hypophosphites. — Prép. — On traite l'hypophosphite de baryte par le sulfate du sel dont on veut combiner la base à l'acide hypophosphoreux.

Sels usités. — On fait usage en thérapeutique de l'*hypophosphite de potasse, de soude, d'ammoniaque, de chaux et de fer.*

Prop. thér. — Employés dans la phtisie ou autres cas graves de consomption. Ils régularisent les sécrétions et le système nerveux. Ils excitent la respiration, augmentent la fièvre nerveuse, l'appétit et suppriment les sueurs nocturnes. Toniques puissants, ils sont recommandés dans la débilité et le rachitisme infantile.

Mode d'emploi. Doses. — Solution. — Sirop. — Pilules à la dose de 5 centigrammes à 50 centigrammes.

Hysteronica Baylahuen H. B. — Desc. — Plante vivace, de la famille des Synanthérées, voisine du *Grindelia robusta*, originaire du Chili, et remarquable par l'exsudation résineuse dont toutes ses parties sont couvertes. La plante sèche paraît avoir été trempée dans un bain de résine.

Comp. — Outre cette résine, qui, isolée, est brune, odorante, âcre, la plante contient une huile essentielle, mais n'a rien fourni aux réactifs des alcaloïdes.

Prop. thér. — On l'emploie, au Chili, dans certaines affections gastro-intestinales. M. le Dr Baillé lui a reconnu des propriétés antidiarrhéiques très nettes, et M. Cervello, de Valparaiso, en a obtenu des effets avantageux dans les dysenteries aiguës et chroniques et les diarrhées rebelles des phtisiques. La grande quantité de résine aromatique qu'elle contient en fait un balsamique, qui peut trouver son emploi dans les maladies des poumons et des voies urinaires.

Mode d'emploi. Doses. — M. le Dr Baillé préconise l'infusion aqueuse (1 pour 150 d'eau), de préférence à la teinture alcoolique, qui ne paraît pas agir de la même manière et qui en particulier ne provoque pas la constipation.

Ichthyol. — Desc. — Le sel obtenu a l'apparence du goudron ; il possède une réaction faiblement alcaline et la consistance de la vaseline. Il est soluble dans l'eau, ainsi que dans un mélange d'alcool et d'éther ; il est miscible en toutes proportions aux graisses et aux huiles. On prépare également un sel ammoniacal.

Prép. — La matière qui sert à le préparer est le produit de la distillation de roches bitumineuses du Tyrol, dans lesquelles on trouve des poissons fossiles. On traite cette matière, qui renferme déjà du soufre, par l'acide sulfurique concentré et on neutralise ensuite avec le carbonate de soude.

Comp. — D'après les analyses de Baumann et Schotten, le sel de soude desséché sur l'acide sulfurique possède la composition centésimale suivante :

Carbone	55,05
Hydrogène	6,06
Soufre	15,27
Sodium	7,78
Oxygène	15,83

Sa formule brute serait donc $C^{56}H^{36}S^6Na^4O^{12}$. C'est le sel d'un composé sulfoné, analogue, par exemple, aux acides benzinosulfuriques. Le soufre qu'il renferme en fortes proportions vient en partie du produit primitif et en partie de l'acide sulfurique. La sulfonisation rend l'huile sulfurée soluble dans l'eau, ce qui fait de l'ichthyol un composé très différent des combinaisons organiques sulfurées utilisées jusqu'à présent.

PROP. THÉR. — Introduit dans la thérapeutique par Unna, l'ichthyol est très utilisé en Allemagne.

Unna l'a employé contre les maladies de peau, les rhumatismes et le psoriasis. Mais c'est surtout comme antieczémateux qu'il est recommandé. Il offre l'avantage de ne pas occasionner de dermatite, qui serait inévitable si on faisait usage d'une pommade renfermant 10 p. 100 de soufre.

Zugler le considère comme un médicament d'épargne, réussissant dans les cas de catarrhe de la vessie, d'écoulements chroniques, de néphrite, et de diabète.

Le Dr Félix, de Bruxelles, vante les bons effets du traitement de l'anthrax par la médication suivante : il applique, trois fois par jour, sur la tumeur une couche épaisse de cette pommade :

Ichthyol..........................	3 grammes.
Cérat camphré.....................	15 —

Le D^r Kœster s'est servi avec succès d'injections de solution aqueuse de sulfo-ichtyolate d'ammonium à 1 p. 100 dans trois cas de blennorrhagie uréthrale chez l'homme, ainsi que dans un cas de cystite blennorrhagique chez la femme.

Dès le deuxième jour, la douleur à la miction disparut complètement et la guérison définitive fut obtenue au bout de huit à vingt jours.

D'après le Dr Freund, chez la femme, la cystite blennorrhagique fut combattue par des injections intravésicales. Deux fois par jour on injectait dans la vessie 150 grammes de la même solution de sulfo-ichtyolate d'ammonium que la malade gardait pendant environ cinq minutes pour l'évacuer ensuite par la miction naturelle. De cette façon, non seulement la vessie, mais aussi la muqueuse de l'urèthre étaient mises en contact avec le liquide médicamenteux. Au bout de deux jours de ce traitement les urines, qui auparavant contenaient du muco-pus en abondance, devinrent limpides, et toute douleur à la miction cessa. Au bout de quinze jours la malade était définitivement guérie.

Les Drs Rietmann et Schonauer disent que ce traitement est indiqué dans les affections inflammatoires des organes génitaux des femmes : la métrite, la péri-paramétrite, l'ovarite, la salpingite ; l'effet calmant et les propriétés résolutives des préparations d'ichtyol sont remarquables. Des exsudats considérables de pelvi-péritonite ne laissent, après dix à quatorze jours de traitement, que de petits noyaux que le massage et les bains font totalement disparaître. La durée du traitement est de dix à dix-huit jours.

Mode d'emploi. — A l'extérieur en pommade, mélangé à de la vaseline ou à de la lanoline. — Solution aqueuse, solution éthéro-alcoolique à la dose de 0,5 à 1 p. 100 (écorchures chez les enfants) jusqu'à 50 p. 100. — Usage interne, on emploie les sels de soude ou d'ammoniaque, qui sont des produits plus purs que l'ichthyol. — Pilules de 10 centigrammes (1 à 4 pilules, 3 fois par jour). — Capsules. — Solution aqueuse.

Ichtyol......................	5 à 50 grammes.
Alcool à 90°.................	50 —
Éther.......................	50 —

en frictions, d'après la formule du Dr Brocq.

Injections d'huile. — 1° *Huile créosotée.* — M. Gimbert, de Cannes, et M. Burlureaux, professeur agrégé au Val-de-Grâce, ont employé avec les plus grands succès des injections d'huile d'olive stérilisée contenant 10 p. 100 de créosote pure du hêtre.

La quantité injectée est de 10 grammes d'huile créosotée, soit d'un coup à l'aide d'appareils spéciaux exerçant de la pression sur la surface du liquide pour pouvoir injecter la quantité prescrite ou en plusieurs fois à l'aide d'une seringue Pravaz à obturation à moelle de sureau. La créosote servant à ces injections doit être absolument pure et rectifiée.

2° *Huile au gaïacol iodoformé.* — M. le professeur Picot, de Bordeaux, traite la tuberculose et la pleurésie tuberculeuse par les injections, dans la fosse sus-épineuse, d'une solution de gaïacol et d'iodoforme dans l'huile d'olive stérilisée ; ces injections ne sont ni douloureuses, ni irritantes, ne provoquent pas de fièvre, ne troublent pas les fonctions digestives et sont absolument inoffensives.

Les résultats obtenus sont des meilleurs. Après une dizaine d'injections, les malades ne toussent plus, reprennent l'appétit, et les forces augmentent. Les signes des lésions tuberculeuses disparaissent. L'auteur dit avoir obtenu la disparition des signes de cavernes et des râles caverneux.

Ces injections seraient très efficaces dans la pleurésie tuberculeuse, et M. Picot cite des observations d'épanchement considérable dans la plèvre, guéri par ce traitement.

3° *Huile d'amandes à l'eucalyptol et gaïacol iodoformé.* — En même temps, M. Pignol se servait pour combattre la tuberculose d'injections ainsi préparées : Huile d'amandes douces stérilisée contenant par centimètre cube 14 centigrammes d'eucalyptol, 5 centigrammes de gaïacol et 1 centigramme d'iodoforme.

Ces injections ont eu pour effet de relever l'appétit, de faire cesser la toux ainsi que l'expectoration, le poids des malades augmente.

4° *Huile de pied de bœuf stérilisée créosotée.* — M. le Dr Perron propose l'emploi d'une huile animale plus absorbable, l'huile de pied de bœuf pure et stérilisée.

Il injecte dans la région iliaque externe et sus-trochantérienne un mélange au vingtième de créosote pure. Il n'y aurait pas les inconvénients de causticité de la créosote.

5° *Huile d'amandes douces au gaïacol.* — M. le Dr Bourget emploie une émulsion de gaïacol avec l'huile d'amandes douces en injection rectale et même en frictions énergiques par la peau.

Selon cet expérimentateur le gaïacol agirait ainsi plus vite sur la toux et l'expectoration.

Iodol. — Syn. — Tétraiodure de pyrrol, formule C^{8}HI^{4}Az.

Desc. — Poudre amorphe, brune, inodore ; renferme 80 0/0 d'iode ; se décompose à 140 ou 150°.

Prép. — On l'obtient en faisant dissoudre le pyrrol, qui provient de l'huile animale de Dippel, en recueillant ce qui passe vers 130°, dans de l'eau alcaline et on ajoute une solution d'iode dans de l'iodure de potassium ; il se forme un précipité, qu'on lave à l'alcool.

Prop. bact. — Antiseptique puissant.

Prop. thér. — Anesthésique local.

Mode d'emploi. Doses. — A l'intérieur, 10 centigrammes par jour. — A l'extérieur, poudre comme topique. — Solution dans l'alcool, l'éther ou les huiles.

Iodophénine. — Desc. — Corps amorphe, de couleur chocolat, à odeur d'iode, à saveur âcre et brûlante, soluble dans l'alcool et l'acide acétique, insoluble dans l'eau, fond à 130°.

Comp. — Contient 51 p. 100 d'iode.

Prép. — On dissout 60 grammes de phénacétine dans 500 grammes d'acide acétique ou alcool, on ajoute 300 grammes d'eau et 90 grammes d'acide chlorhydrique, puis une solution de 68 grammes d'iode dans 136 grammes d'iodure de potassium dissous dans 136 grammes d'eau. Le mélange étant opéré, l'iodophénine se dépose.

Prop. bact. — Ce corps possède des propriétés bactéricides très prononcées.

Prop. thér. — Le Dr Siebel l'a employé avec succès comme antiseptique; ce corps arrêterait la septicémie après cinq minutes de contact; il agirait par l'iode à l'état naissant qui se forme par la combustion du produit.

Iodopyrine. — Syn. — Iodantipyrine. $C^{11}H^{11}Io$ Az^2O.

Desc. — Substance amorphe, inodore, insipide, peu soluble dans l'eau froide, soluble dans l'eau chaude et alcool; par refroidissement, elle cristallise en aiguilles prismatiques incolores. Fond à 160°.

Prép. — Si l'on dissout un équivalent d'iode dans une quantité suffisante d'alcool à 90 degrés et, d'autre part, un équivalent d'antipyrine dans cinq fois son poids d'eau distillée, et qu'on verse peu à peu la solution d'iode dans celle d'antipyrine, il se forme un précipité jaune brique d'iodure d'antipyrine.

Prop. thér. — Le D^r von Jaksh l'a employée avec succès contre l'asthme à la dose de 0^{gr},50 à 1^{gr},50.

D'après le Dr Müncier elle produit chez les fébricitants un abaissement de température sans collapsus, mais avec sueurs et diminution de la pression artérielle.

Dans certaines céphalées, dans le rhumatisme articulaire subaigu, son action est supérieure à celle de l'antipyrine.

Mode d'emploi. — Paquets, cachets, saccharure à la dose de 0^{gr},50 à 2 grammes.

Iodure de carvacrol. — Desc. — Se présente sous forme d'une poudre brun jaunâtre, insoluble dans l'eau, peu soluble dans l'alcool, facilement soluble dans l'éther, la ligorine, le chloroforme et l'huile d'olive. Chauffé dans des tubes capillaires à 50° C., il ramollit et à 90° C. environ se transforme en un liquide brun. Il ne se décompose pas sous l'influence de la lumière.

Prép. — Le carvacrol est un isomère du thymol qui prend naissance quand on chauffe le camphre en pésence de l'iode.

Si l'on soumet le carvacrol au même traitement que pour l'aristol on obtient l'iodure de carvacrol.

On fait une solution de 1 partie 1/2 de carvacrol dans 1 partie 1/2 de soude, on y ajoute une solution d'iode ioduré (parties égales d'iode et d'iodure de potassium). On obtient un précipité jaune qu'on lave à l'eau.

Prop. thér. — Se prête à des usages thérapeutiques analogues à ceux de l'aristol, l'iodure de diiodophénol, l'iodure de diiodorésorcine et l'iodure de l'acide iodosalicylique.

Iodure de méthyle. — Syn. — Ether méthyliodhydrique, C^2H^3I.

Desc. — Liquide incolore, d'odeur non désagréable; bout à 43°.

Prép. — On distille 1 partie de phosphore, 8 parties

d'iode et 15 parties d'alcool méthylique. La partie distillée est lavée à l'eau, puis rectifiée.

PROP. THÉR. — Vésicant.

MODE D'EMPLOI. — En application locale.

Iodure de terpène. — PROP. THÉR. — Le Dr Gregg a employé avec succès l'iodure de terpène en spray (maladies aiguës de l'arrière-gorge) et par la bouche (pneumonie). Donné au début de ces affections, il peut être considéré comme traitement abortif. Mais il est très utile même dans la période d'état. L'iodure de terpène, donné par la bouche, traverse l'estomac et passe dans le courant sanguin, sans avoir subi de modification aucune : à dose égale il agit aussi énergiquement qu'en injections sous-cutanées. Gregg n'a jamais observé de phénomènes secondaires fâcheux, même après un usage prolongé.

DOSES. — Chez les adultes, à la dose de 2 gouttes dans du sucre, à prendre le matin et en se couchant. Faire prendre au malade, après la dose du matin, un verre de lait ou une tasse de bouillon. Il ne faut pas dépasser 2 doses par jour, sous peine de provoquer une diurèse par trop abondante.

Ipeuva. — SYN. — *Tecoma speciosa* End.

DESC. — Plante de la famille des Bignoniacées, qui croît au Brésil.

PROP. THÉR. — Amer, diurétique et dépuratif du sang, d'une amertume agréable. On le donne dans la syphilis et le rhumatisme.

MODE D'EMPLOI. DOSES. — Poudre de feuilles, 15 grammes pour 1000 en infusion. — Extrait fluide, 2 à 4 grammes.

Jacaranda Caroba. — SYN. — Caroba, *Jacaranda procera, Jacaranda tomentosa* Ldl, ou *lanifoliata, Cybistax antisyphilitica.*

Desc. — Plante de la famille des Bignoniacées, originaire du Brésil et de la Colombie.

Comp. — On y a trouvé de la *carobine*, alcaloïde cristallisé, et de la *carobone*, résine balsamique.

Prop. thér. — Ce médicament est vanté comme antisyphilitique. On peut lui adjoindre les iodiques. On l'emploie aussi dans la blennorrhagie chronique et dans diverses affections vénériennes, cutanées et rhumatismales : chancres, bubons, ulcères, impétigo, psoriasis, douleurs dans les articulations, maux de tête nerveux, catarrhe chronique de l'urèthre, douleurs ostéocopes, névralgies chroniques.

Mode d'emploi. — Infusion : 125 grammes de feuilles par litre, à la dose d'une cuillerée à café, trois fois par jour. — Extrait fluide, de 1 à 4 grammes, 3 fois par jour.

Jatropha Curcas L. — Syn. — Médicinier des Barbades.

Desc. — Plante de la famille des Euphorbiacées, qui croît dans l'Amérique centrale et méridionale, dans l'Inde et dans l'Afrique occidentale.

Prop. thér. — On exprime des graines une huile, qui constitue un purgatif énergique, moins violent que l'huile de croton, mais beaucoup plus actif que l'huile de ricin, dont elle n'a pas la saveur désagréable; son goût est celui de l'huile d'amandes douces.

Mode d'emploi. — Capsules gélatineuses, contenant 5 gouttes.

On a proposé une teinture de graine, à la place de l'huile.

Doses. — Une purgation, avec 12 à 15 gouttes d'huile de jatropha, correspond à celle que procurent 30 grammes d'huile de ricin.

Juglans cinerea L. — Syn. — Noix à huile, noix à beurre, *butter-nut.*

Desc. — Plante de la famille des Juglandées.

Part. emp. — La seconde écorce, surtout celle de la racine, qui est la partie la plus active.

Prop. thér. — Combat la constipation habituelle, et surtout la dysenterie ; cette purgation est douce et n'occasionne ni chaleur, ni irritation consécutives. Associé au calomel, il a été employé dans les fièvres intermittentes, ou dans les affections compliquées de congestion des viscères abdominaux.

Mode d'emploi. Doses. — Décoction. — Extrait résineux (*juglandin*) comme succédané de la rhubarbe, de 1 à 2 grammes comme purgatif, et de 30 à 65 centigrammes, comme laxatif. — Extrait fluide, de 4 à 8 grammes. — Teinture 1/5, employée comme cathartique à la dose de 4 grammes à 7^{gr},50.

Jurubeba. — Syn. — *Solanum paniculatum* L.

Desc. — Arbuste de la famille des Solanées, qui croît au Brésil.

Part. empl. — Les feuilles ou le suc des feuilles fraîches.

Comp. — Contient un mucilage et un principe amer.

Prop. thér. — Altérant, tonique, diurétique, hydragogue et drastique. Employé dans les fièvres intermittentes, la jaunisse, la gonorrhée, la syphilis. Purgatif dans les affections du foie et l'hypochondrie.

Mode d'emploi. — En application sur les ulcères et les plaies.

Doses. — Extrait fluide, une à cinq gouttes, 4 fois par jour. — Infusion de feuilles, 2 grammes dans 500 grammes d'eau.

Justicia Adhatoda L. — Desc. — Plante de la famille des Acanthacées, qui croît en Malaisie.

Prop. thér. — Contre les bronchites, l'asthme et les fièvres. Les feuilles peuvent être fumées contre l'asthme.

Mode d'emploi. Doses. — Poudre de feuilles, 0^{gr},25, trois fois par jour. — Teinture 1/5, de 2 à 4 grammes.

Kairine. — Syn. — Méthylhydrure d'oxyquinoléine, oxyhydrométhylquinoléine. Formule $C^{20}H^{13}AzO^2$.

Desc. — Petits cristaux, blanc jaunâtre, ayant légèrement l'odeur de musc, et une saveur amère. Soluble dans l'eau et l'alcool, insoluble dans l'éther et la glycérine.

Prép. — On traite par l'éther méthyliodhydrique l'oxyhydroquinoléine, corps qui dérive de la quinoléine.

Sel usité. — Le chlorhydrate de kairine.

Réactions. — Colore l'urine en vert foncé; avec l'acide nitrique, donne une coloration jaune; se colore en rouge par l'eau chlorée; donne un précipité jaune avec l'acide picrique. L'ammoniaque précipite sa solution aqueuse.

Prop. thér. — Étant, comme la quinine, un dérivé de la quinoléine, il a été employé comme succédané de la quinine (antipériodique et antithermique). La kairine est plutôt antithermique, mais son action n'est pas sûre. De plus, elle altère le sang en détruisant l'hémoglobine.

Mode d'emploi. Doses. — Cachets de 0^{gr},50, à la dose de 1 à 3, jusqu'à ce que la température soit abaissée à la normale.

Kaladana. — Syn. — Graine noire. *Pharbitis cathartica* Choisy.

Desc. — Plante de la famille des Convolvulacées, qui croît dans l'Inde.

Part. empl. — Les graines.

Comp. — Contient une résine, la *pharbitisine*.

PROP. THÉR. — Cathartique efficace et sans inconvénients, a les propriétés du jalap, mais est moins actif.

MODE D'EMPLOI. DOSES. — Poudre de graines, de 2 ou 3 grammes. — Résine, de 30 à 50 centigrammes.

Kamala. — SYN. — *Rottlera tinctoria* Roxb.

DESC. — Plante de la famille des Euphorbiacées, qui croît dans l'Inde, en Arabie et en Australie, en Abyssinie et dans les îles de la Sonde.

PART. EMPL. — Résine du pollen.

COMP. — Anderson a retiré par l'éther une résine, le *rottlérin* $C^{11}H^{10}O^3$ qui cristallise dans l'éther. Gerkin a isolé un autre corps cristallisé, la *mallotonine* $C^{14}H^{10}O^3$. Ces résines donnent avec la potasse fondante de l'acide paraoxybenzoïque.

PROP. THÉR. — Ténifuge employé contre le bothriocéphale. Topique contre l'herpès circiné et la lèpre.

MODE D'EMPLOI. DOSES. — Cachets et prises, à la dose de 6 à 15 grammes (1 ou 2 gr. par dose), pour les adultes et de 2 grammes pour les enfants. — Teinture 1/5, à la dose de 15 grammes.

Sirop composé (Davaine) :

Teinture de kamala......................	20 grammes.
Eau de menthe.........................	120 —
Sirop d'écorces d'oranges amères.........	30 —

à prendre en 6 fois.

Kava. — SYN. — *Piper methysticum* Forst.

DESC. — Plante de la famille des Pipéracées, **qui** croît dans les îles de l'Océanie.

PART. EMPL. — Les racines.

COMP. — Gobley a isolé deux substances cristallisables, la *kavaine* $C^{16}H^{18}O^5$ et la *jankonine* et deux résines.

Le Dr Rosemblat, à Vilna, et le Dr Zevasker ont employé le jambul sous forme de poudre et d'extrait fluide, ont guéri plus de dix cas de diabète et ils attribuent ce succès à la drogue elle-même.

Prop. phys. — Le kava diminue et détruit la fonction des nerfs afférents, en agissant sur leurs terminaisons périphériques. Il diminue et abolit même l'action réflexe, en agissant sur la moelle et probablement aussi sur les nerfs sensoriels. La paralysie que produit le kava est d'origine spinale, et due à son action sur le cœur. Il augmente l'énergie du muscle cardiaque, et diminue le nombre de ses pulsations.

Le kava stimule d'abord, puis déprime et enfin paralyse la respiration.

Prop. thér. — Diurétique et sudorifique. Stimulant tonique, employé avec succès contre la gonorrhée et les flux muqueux. Son action sédative, dans la blennorhagie aiguë, est probablement due à sa propriété anesthésiante. C'est à la même propriété qu'il faut attribuer les succès obtenus par M. le docteur Chéron, dans le traitement de la cystite du col de la vessie, chez les femmes atteintes d'affections utérines.

La résine extraite des racines serait, d'après Leivin, un anesthésique aussi puissant que la cocaïne.

On prépare une boisson enivrante, très usitée chez les indigènes.

Mode d'emploi. Doses. — Mixture :

Extrait fluide de Kava	20
Glycérine	60

A prendre une cuillerée à café dans un verre d'eau, après chaque repas. — Extrait fluide, préparé avec la racine en poudre demi-fine et l'alcool à 90°, à la dose de 1 à 3 grammes. — Extrait mou, de 1 à 2 grammes, en pilules.

Kaya senegalensis Suss. — Syn. — Cailcedra. *Swietenia senegalensis* Desr. Quinquina du Sénégal.

Desc. — Arbre de la famille des Méliacées.

Part. empl. — L'écorce.

Comp. — Contient un alcaloïde, la *cailcédrine* (Caventou).

Prop. thér. — Fébrifuge et tonique, comme le quinquina.

Mode d'emploi. — Teinture à 1/5, 4 grammes par jour.

Kératine. — Desc. — A l'état sec, elle est hygroscopique, elle se gonfle à froid et se dissout à chaud dans l'acide acétique concentré.

Prép. — Substance albuminoïde, obtenue en traitant la corne successivement par l'éther, l'alcool, l'eau, les acides dilués.

Prop. thér. — On s'en sert pour enrouler les pilules qui ne doivent être dissoutes que dans l'intestin grêle, la kératine étant dissoute par la bile alcaline. On a avantage à administrer aussi les pilules qui peuvent irriter la muqueuse stomacale, celles qui peuvent nuire à la digestion en précipitant la pepsine et les peptones, les pilules contenant des substances rendues inachevées par le suc gastrique, enfin celles qui ne doivent agir que sur l'intestin grêle.

Kola. — Syn. — *Sterculia acuminata* Pal. Beauv.

Desc. — Arbre de la famille des Malvacées, qui croît dans l'Afrique centrale.

Part. empl. — Le fruit, dit *noix de Kola*.

Comp. — Cette graine a été étudiée botaniquement et chimiquement par MM. Heckel et Schlagdenhauffen, qui ont trouvé du tannin, de la caféine 2, 4 p. 100, de la théobromine, et vulgarisée en France par M. Natton.

Prop. thér. — C'est un aliment d'épargne, comme

lë café et le thé, employé par les nègres d'Afrique, comme masticatoire tonique, de même que la coca par les Indiens du Pérou.

Étudiée au point de vue thérapeutique, par MM. Dujardin-Beaumetz, Huchard et Monnet. Elle agit sur le cœur comme tonique puissant, elle régularise le pouls, mais c'est un faible diurétique. Elle est aussi un anti-diarrhéique, et un puissant stimulant nerveux, usité dans les fatigues et l'indigestion.

Le chirurgien C.-C. Hamilton a remarqué qu'en mâchant 1 gr. 50 à 3 grammes de graines de kola on obtenait souvent la cessation du mal de mer au bout de quarante minutes environ. La dépression et le vertige disparaissent ; le cœur reprend ses mouvements réguliers et normaux. Cependant cette action semble appartenir seulement aux semences récentes.

Mode d'emploi. Doses. — M. Dujardin-Beaumetz a expérimenté les préparations faites par M. Natton. — Sirop. — Infusion théiforme. — Vin, de 60 à 100 grammes par jour. — Elixir, 4 cuillerées par jour. — Poudre, de 50 à 1^{gr},50. — Extrait fluide, de 10 à 30 gouttes. — Extrait mou, de 15 à 50 centigrammes. — Teinture à 1/5 10 grammes.

Koumys. — Prép. — Liqueur fermentée, préparée en Sibérie et en Tartarie avec du lait de jument aigri.

Desc. — Liquide blanc bleuâtre, d'un goût aigre.

Prop. thér. — Usité comme fortifiant, antiscrofu-eux et antiscorbutique, principalement dans le traitement de la phtisie.

Mode d'emploi. Doses. — 2 verres, à boire entre les repas. On augmente jusqu'à 2 verres le matin et 2 l'après-midi, en ayant soin de ne pas les prendre immédiatement avant ou après les repas.

Lachnantes tinctoria Ell. — Syn. — Racine rouge.

Desc. — Plante de la famille des Hœmodoracées, qui croît dans l'Amérique du Nord.

Part. empl. — La racine.

Prop. thér. — Employé dans la pneumonie, le typhus, les affections cérébrales, la laryngite, l'enrouement et d'une façon générale comme sédatif nerveux et pulmonaire. Il procure un grand soulagement dans la toux des phtisiques.

Mode d'emploi. Doses. — Teinture de racines 1/10, 4 grammes.

Lactique (Acide). — Prop. thér. — Agent destructif des tissus pathogéniques, il détruit les granulations fongueuses et les transforme en une bouillie noirâtre. Cette observation suggéra à Mosetig l'idée d'étudier son action sur les néoplasies et sur le lupus vulgaire. Des applications répétées amenèrent la guérison et la cicatrisation complète ; tout le tissu pathologique avec ses vaisseaux était détruit, mais les îlots de tissu sain restaient intacts.

Mode d'emploi. — Liquide et concentré, il est appliqué sous forme de badigeonnages fréquents. Pour empêcher son action sur les parties voisines, il faut recouvrir le pourtour de la plaie d'un emplâtre agglutinatif ou bien l'enduire de graisse.

Employé en potion contre la diarrhée verte microbienne des enfants, en administrant dans la journée, par cuillerées à café, 2 grammes d'acide lactique dans 100 grammes d'eau distillée.

Doses. — Usage interne : de 15 à 20 gouttes dans une cuillerée d'eau.

Lactose. — Prop. thér. — Constitue le plus puissant diurétique et en même temps le plus inoffensif. C'est elle seule qui donne au lait sa propriété diurétique, à l'exclusion des autres éléments.

Le lait, à la dose de 4 litres, qui représentent 200 grammes de lactose, détermine un diabète passager et en même temps une excrétion considérable d'urée : il y a glycosurie et azoturie. Au contraire, la lactose, donnée seule, ne détermine ni glycosurie ni azoturie.

La polyurie, produite par 100 grammes de lactose, détermine la sécrétion de 2 litres 1/2, puis 3 litres 1/2 à 4 litres 1/2 d'urine. Les hydropisies cessent de suite par ce traitement, du moins les hydropisies d'origine cardiaque. Quant aux hydropisies rénales, la lactose n'a pas d'action sur elles, surtout quand il y a de l'albumine dans les urines.

Ce médicament est bien supporté, on doit autant que possible supprimer les aliments liquides et les remplacer par les aliments solides, susceptibles de soutenir les forces des cardiaques.

Mode d'emploi. Doses. — On peut dissoudre 100 grammes de lactose dans 1 litre d'eau, en aromatisant par un peu de rhum ou d'eau de menthe. Dose : 2 litres par jour.

Lamium album L. — Syn. — Ortie blanche.

Desc. — Plante de la famille des Labiées, qui croît en Europe.

Part. empl. — Les fleurs et les racines.

Prop. thér. — Employé avec succès contre les hémorrhagies pulmonaires et bronchiques, les hémoptysies et les pertes utérines.

Mode d'emploi. Doses. — Infusion (30 gr. pour 1000 gr. d'eau), 60 grammes, toutes les heures. — Teinture à 1/5 :

Teinture de fleurs	120 grammes.
Sirop simple	60 —
Eau distillée	300 —

Une demi-cuillerée à café, toutes les demi-heures ; quand les symptômes sont amendés, une cuillerée à soupe, toutes les quatre heures.

Lanoline. — Desc. — Chimiquement, c'est un éther cholestérique, provenant des substances kératinisées.

Prép. — On l'extrait du suint de mouton, qui en contient beaucoup, par saponification. On la retrouve en forte proportion dans le sabot du cheval et dans la peau de l'aï ou paresseux.

Prop. thér. — Cette substance a reçu une application thérapeutique nouvelle, par suite de la propriété qu'elle a d'absorber l'eau et de l'assimilation très grande des pommades à base de lanoline. Étant neutre, ne rancissant pas et ayant la consistance de l'axonge, elle peut servir de véhicule aux pommades. Elle absorbe le double de son poids de glycérine et une fois son poids d'eau. Elle peut servir donc à incorporer à une pommade une solution de sel, d'extrait, d'alcaloïde, d'antiseptique soluble, etc. ; de plus, les pommades se conserveront longtemps.

La lanoline possède aussi la propriété d'éteindre le mercure et de pouvoir former directement les pommades mercurielles.

Lantana brasiliensis Link. — Syn. — *Yerba Sagrada*.
Desc. — Plante de la famille des Verbénacées, qui croît au Brésil.

Comp. — Elle contient de la *Lantanine*, alcaloïde découvert par Buiza et Neyreta, de Lima.

Prop. thér. — L'alcaloïde agit sur la circulation, et abaisse la température. Les estomacs faibles le supportent bien. 2 grammes, administrés immédiatement après l'accès, guérissent les fièvres intermittentes, quand la quinine reste sans effet.

Mode d'emploi. Doses. — 1 ou 2 grammes en pilules de 10 centigrammes, toutes les 24 heures. — La teinture est tellement amère qu'il serait peu pratique de la prescrire.

Leonotis nepetæfolia R. Br. — Syn. — Rascamono.
Desc. — Plante de la famille des Labiées, qui croît à Porto-Rico.
Part. empl. — Les feuilles.
Prop. thér. — Tonique, antispasmodique, très efficace contre la fièvre typhoïde, dans les régions tropicales. Les indigènes l'emploient contre les fièvres intermittentes, mélangé à du citron et du rhum.
Mode d'emploi. Doses. — Teinture 1/5, à la dose de 8 grammes.

Leptandra virginica. — Syn. — *Veronica virginica* L.
Desc. — Plante de la famille des Scrofularinées, qui croît dans l'Amérique du Nord.
Part. empl. — Le rhizome.
Comp. — Contient de la *leptandrine*.
Prop. thér. — Le rhizome frais est éméto-cathartique. Desséché, il serait tonique, cholagogue et laxatif; a été employé dans les affections du foie, la fièvre typhoïde, la dyspepsie, la diarrhée, la dysenterie et le choléra infantile.
Mode d'emploi. Doses. — Poudre, de 2 à 4 grammes. — Extrait fluide, de 1 à 3 grammes. — Décoction de racine, de 2 à 4 grammes. — *Leptandrine*, de 1 à 5 centigrammes.

Liatris odoratissima Willd. — Syn. — Langue de daim.
Desc. — Plante de la famille des Synanthérées, qui croît dans la Caroline et la Floride.

Part. emp. — Les feuilles.

Comp. — On en extrait de la *coumarine*.

Prop. thér. — Les feuilles sont aromatiques, stimulantes et diaphorétiques ; sèches, elles sont employées pour préserver les vêtements contre les insectes.

Lipanine. — Prép. — A de l'huile d'olive fine, on ajoute 5 à 6 p. 100 d'acide oléique.

Prop. thér. — Préconisée par le Dr Mering comme succédané de l'huile de foie de morue. Elle a un goût agréable, s'émulsionne facilement et est très facilement absorbée. Elle est mieux supportée que l'huile de foie de morue et ne provoque pas la diarrhée, comme les autres huiles fixes. Elle possède un pouvoir nutritif considérable et constitue un bon aliment hydro-carboné, très utile dans les affections des voies respiratoires.

Dose. — Un petit verre à liqueur, avant chaque repas.

Lippia mexicana Rich. — Desc. — Plante de la famille des Verbénacées, qui croît au Mexique. Elle a été étudiée par le Dr Podwissotzki de Dorpat.

Comp. — Elle contient un camphre, nommé *lippiol*, qui paraît être le principe actif de la plante.

Prop. thér. — Recommandée pour combattre l'asthme et la toux des pthisiques.

Mode d'emploi. — La meilleure préparation est une teinture faite avec la plante fraîche et l'alcool assez concentré pour dissoudre à la fois le camphre et l'essence. Les proportions sont d'une partie en poids de fleurs et de feuilles pour 9 parties d'alcool.

Lobéline. — Formule $C^{18}H^{23}AzO^2$.

Desc. — Alcaloïde retiré du *Lobelia inflata*, par

Paschis et Smitz qui l'ont obtenu sous forme incristallisable, d'odeur de tabac et de miel.

PRÉP. — La plante est épuisée à l'aide d'eau acidulée, d'acide acétique ; la solution est filtrée, alcalinisée, puis agitée avec de l'éther. On reitère les mèmes opérations sur l'extrait éthéré. On obtient de la lobéline impure qu'on transforme en chlorhydrate et qu'on fait cristalliser.

RÉACTION. — Chauffée au bain-marie avec de la potasse et du permanganate de potasse, elle se convertit en acide benzoïque.

PROP. PHYS. — Elle tue les animaux à sang chaud en paralysant les organes de la respiration ; on peut donc la ranger parmi les poisons respiratoires.

PROP. THÉR. — M. Silva Nunez a recommandé la lobéline pour le traitement de la dyspnée bronchitique et de la forme spasmodique de l'asthme. Elle est préférable aux autres préparations provenant de la lobelia, puisqu'elle n'a pas les effets désagréables de ces dernières (envie de vomir et diarrhée).

MODE D'EMPLOI. — On peut administrer cette préparation par voie sous-cutanée de même qu'en pilules ou mêlée aux sucs de fruits.

DOSES. — Les doses de lobéline, administrées à l'usage interne par M. Nunez, varient dans l'étendue large de 5 — 40 milligrammes par jour ; ordinairement on administre le médicament en dose de 5 milligrammes, laquelle sera augmentée peu à peu jusqu'à 20 — 30 milligrammes par jour. Chez les enfants aussi on obtient un soulagement considérable de la dypsnée asthmatique par des doses de 1 — 5 milligrammes de lobéline.

Lodoicea Sechellarum Lab. — SYN. — Jahari, Cocotier des Seychelles.

Desc. — Arbre de la famille des Palmiers, qui croît uniquement dans les îles Seychelles.

Prop. thér. — Tonique, fébrifuge et alexipharmaque.

Mode d'emploi. Doses. — Extrait fluide, à la dose de 2 à 5 gouttes.

Lucuma Cainito D. C. — Syn. — Abiaba.

Desc. — Plante de la famille des Sapotacées, qui croît au Brésil.

Comp. — Contient de la *lucumine*.

Prop. thér. — Tonique puissant, antidiarrhéique, antidyssentérique, antipériodique, employé dans les fièvres intermittentes.

Doses. — Comme antidiarrhéique, de 10 à 15 centigrammes; comme antipériodique, de 20 à 50 centigrammes.

Lupuline. — Desc. — Poudre résineuse jaune qui se détache des cônes secs des *Humulus Lupulus* L. de la famille des Ulmacées.

Comp. — Contient de l'acide humulotannique $C^{25}H^{24}O^{13}$, de la luméthylamine, principe amer glucoside $C^{20}H^{46}O^{10}$, du valérol $C^{6}H^{10}O$ et une huile volatile.

Prop. thér. — Usité dans l'insomnie et pour combattre l'alcoolisme. Possède des propriétés sédatives et anaphrodisiaques.

Mode d'emploi. Doses. — Pilules de 10 à 15 centigrammes ou cachets.

Lycopodium clavatum L. — Desc. — Plante de la famille des Lycopodiacées, qui croît en Europe.

Prop. thér. — Possède une action spéciale sur le foie et les organes urinaires, combat efficacement la rétention spasmodique d'urine chez les enfants et le catarrhe de la vessie chez les adultes; laxative et carminative ; employée également contre l'entérite des enfants et la congestion pulmonaire passive. A l'extérieur, agit d'une façon remarquable sur les éruptions cutanées, l'érythème et l'acné.

MODE D'EMPLOI. DOSES. — A l'intérieur, teinture 1/5, à la dose de 10 à 60 gouttes, 2 ou 3 fois par jour.

Lycopodium Saururus Lamk. — DESC. — Plante, qui croît dans toute l'Amérique du Sud.

PROP. THÉR. — On l'emploie dans le catarrhe gastrique, on doit s'en servir avec précaution, car elle est émétique à hautes doses. La résine de la plante est purgative. — L'alcaloïde, la *piligaline* est toxique, émétique et convulsivant (Bardet).

Lycopus virginicus L. — SYN. — Appelé par les Indiens *Charmveed*.

DESC. — Plante de la famille des Labiées, qui croît aux États-Unis.

PROP. THÉR. — Possède, d'après le Dr K. Briggs, une propriété spéciale contre les piqûres et les morsures d'insectes et de reptiles venimeux. Les Indiens mâchent la plante et en avalent le suc. Le Dr K. Briggs a employé, chez un homme atteint d'une morsure dangereuse, une décoction de 20 grammes, dans un demi-litre d'eau, en partie comme compresses sur les plaies, et en partie comme médicament interne : le malade fut guéri le troisième jour.

Elle donne de bons résultats dans les hémoptisies et les premiers stades de la phtisie et de la consomption.

On lui trouve des propriétés astringentes, sédatives et même narcotiques.

MODE D'EMPLOI. DOSES. — Infusion (300 grammes p. 500 grammes d'eau bouillante), à prendre par fraction dans la journée.

Lysol. — Desc. — Corps de consistance de savon mou, facilement soluble dans l'eau.

Prép. — Produit complexe, résultant de la coction d'un mélange de goudron de houille, de graisse, d'alcali et de résine.

Prop. thér. — C'est un antiseptique qui l'emporte comme microbicide sur le phénol, il est moins tonique que le phénol et la créoline. Il leur est préférable dans le sens qu'il est soluble dans l'eau. Il convient à la désinfection des mains. On l'emploie pour le traitement des plaies et le lavage de l'utérus.

Mode d'emploi. Doses. — Solution de 1/2 à 3 pour 100.

Mammea americana L. — Desc. — Plante de la famille des Guttifères, qui croît aux Antilles et dans l'Amérique tropicale.

Prop. thér. — L'eau distillée des fleurs est rafraîchissante et digestive. La gomme résine est antiparasitaire. L'écorce en décoction est émolliente et sert en applications locales sur les plaies et blessures. Les graines sont amères. Les feuilles en décoction sont vantées contre les fièvres intermittentes.

Mandragore. — Syn. — *Atropa Mandragora* L.

Desc. — Plante de la famille des Solanées, qui croît en Europe.

Comp. — Contient de la *mandragorine*, qui, suivant certains auteurs, serait l'atropine, mais qui, pour Crouzel et Richardson, serait un alcaloïde spécial.

Prop. thér. — L'écorce de la racine est émétique. Les feuilles et la racine sont usitées comme narcotiques, sédatives contre la folie maniaque. On emploie l'alcaloïde comme mydriatique.

Mangifera indica L. — Syn. — Mango. Manguier.

Desc. — Arbre de la famille des Anacardiacées, qui croît dans tous les pays tropicaux.

Part. empl. — Le fruit et l'écorce, dont on prépare des extraits fluides.

Prop. thér. — Propriétés astringentes efficaces. On l'emploie contre les fièvres, la métrorrhagie, la leucorrhée, la gale et les affections cutanées. Le suc résineux est antidysentérique.

Mode d'emploi. Doses. — Extrait fluide, 10 grammes, eau 120 grammes, en gargarisme. — A l'intérieur, une cuillerée à café, toutes les deux heures.

Maté. — Syn. — Yerba Matte. *Ilex paraguayensis* St. Hil. .

Desc. — Plante de la famille des Ilicinées.

Comp. — L'analyse a été faite par M. D. Parodi qui a trouvé : acide cafétannique 30 grammes, caféine ou plutôt matéine 7 grammes pour 1000, résine, graisse, essence.

Prop. thér. — Médicament d'épargne de premier ordre, employé comme fortifiant et reconstituant, et qui jouit de propriétés fébrifuges. Il est un tonique du cœur.

Mode d'emploi. Doses. — En infusion théiforme, à la dose de 30 grammes par litre d'eau.

Méconarcéine. — Syn. — Méconate de narcéine. Combinaison de narcéine et d'acide méconique, proposée par M. le Dr Laborde.

Prép. — On mélange par trituration l'acide méconique et la narcéine à équivalents égaux. Cette poudre, mise en dissolution, donne de suite la méconarcéine. Il serait normalement plus facile de combiner l'acide méconique (acide de l'opium) avec les alcalis de l'opium, plutôt que de choisir un autre acide. En Angleterre d'ailleurs, on se sert du sel méconate de morphine pour injections sous-cutanées.

DESC. — Poudre blanche, fusible à 110°, soluble dans l'eau bouillante et dans l'alcool faible, peu soluble dans l'alcool fort.

L'acide méconique étant un acide bibasique, il se forme en réalité deux sels, l'un, le *mono-méconate*, cristallisé en aiguilles jaunes, et le *bi-méconate*, cristallisé en aiguilles blanches.

PROP. THÉR. — Sédatif, calmant, hypnotique; employé dans les névralgies et les rhumes.

MODE D'EMPLOI. DOSES. — En solutions hypodermiques stérilisées. — En pilules, de 6 milligrammes à 25 milligrammes.

Melaleuca Leucadendron L. — SYN. — Cajeput. Arbre blanc.

PRÉP. — On retire des feuilles par la distillation, en présence de l'eau, une huile essentielle, qui est mobile, transparente, de couleur verte, d'odeur camphrée. Densité $= 0,925$.

COMP. — Contient du *cajeputol*, $C^{40}H^{18},H^{2}O$, qui bout à 175°.

PROP. THÉR. — L'huile est employée contre la goutte, les rhumatismes, le choléra, la paralysie et l'épilepsie. Son action est plus sensible que celle de l'huile d'Eucalyptus.

A l'extérieur, elle est rubéfiante.

DOSES. — A l'intérieur, à la dose de 10 à 50 gouttes.

Menthol. — DESC. — Partie concrète de l'essence de menthe produite par la *Mentha piperita*. — D'après le Dr Beckmann, contrairement à l'opinion des chimistes, qui ont étudié l'essence de menthe du Japon, la partie liquide, séparée du menthol, ne serait ni du *menthène* ($C^{10}H^{16}$), ni un isomère de menthol ($C^{10}H^{20}O$). Ce liquide, dont la composition peut être représentée par la formule $C^{10}H^{18}O$, est isomère avec le *menthone*, composé obtenu par MM. Morrigan et Atkinson, par oxydation du menthol.

Prop. bact. — C'est un des meilleurs antiseptiques connus.

Prop. thér. — Antinévralgique puissant, agissant d'une façon à peu près infaillible dans la migraine, les névralgies, la sciatique, les douleurs de dents ; convient également contre l'asthme humide et les catarrhes des voies respiratoires. — Le menthol s'emploie en outre contre les affections cutanées, les dartres, l'herpès, etc. — Il possède des propriétés anti-vomitives.

Pour être absorbé par la peau, le menthol doit être parfaitement pur et fondre à 91°.

Le D' Lemnon Mainwright déclare qu'un mélange de menthol et de carbonate d'ammoniaque donné à respirer dans la fièvre de foin a guéri beaucoup de malades.

D'après les D'' Dubreuil et Archambault le menthol en solution alcoolique à 10 p. 100 fait cesser la démangeaison et l'éruption souvent dans les affections prurigineuses (eczéma, lichen, gale, urticaire, prurit nerveux, prurit de la vulve et de l'anus).

Le D. Wolff cite deux cas de diphtérie qu'il a guérie par des applications locales de menthol.

Mode d'emploi. — Applications locales, à l'aide de *Crayons de Menthol.* — Inhalations, par la bouche et le nez, de vapeurs dégagées par des cristaux de menthol.

Mercure sec (Albuminate de). — Prép. — Versez dans une solution filtrée d'albumine (1 : 8) une solution à 4 p. 100 de bichlorure de mercure, dans la proportion d'un peu moins de 36 de sublimé p. 100 d'albumine, de telle manière que la liqueur filtrée contienne un léger excès d'albumine. Laissez déposer pendant quarante-huit heures, décantez et mélangez le précipité, sans le laver, avec q. s. de sucre de lait pour obtenir une poudre presque sèche. Activez la dessiccation dans un dessiccateur à acide **sulfurique** et ajoutez assez de sucre de lait pour que le total contienne 4 p. 100 de sublimé corrosif. 12 grammes d'albumine, 4 grammes de sublimé et 985 grammes de sucre de lait donnent environ 1000 grammes d'albuminate.

Mercure (Benzoate de). — PROP. THÉR. — M. le Dr Cochery recommande le benzoate de mercure comme fort efficace et n'entraînant aucun inconvénient. Il a été employé pour la première fois, en Russie, par Stoukowenkoff, en 1888, et, en France, par Balzer et Thiroloix.

La solution à injecter doit être préparée récemment, car, au bout de quelques heures, elle laisse déposer une poudre blanche cristalline.

L'injection se fait dans la région dorso-lombaire ou axillaire, les hypocondres, la région fessière, et l'on injecte une seringue de Pravaz pleine.

Pas de troubles gastriques ni intestinaux. Parfois, un peu de stomatite. Il y a contre-indication chez les personnes très grasses. Il faut de quinze à cinquante injections pour obtenir la guérison. Avec ce sel, rapidement absorbé et éliminé chaque jour, on n'aurait pas à craindre les accumulations.

MODE D'EMPLOI. DOSES. — Pilules de 0,006 à 0,020. — Injection hypodermique.

Benzoate de mercure....................	0gr,30
Chlorure de sodium....................	0 ,10
Chlorhydrate de cocaïne................	0 ,15
Eau distillée........................	40 ,00

1 seringue par jour.

Mercure (Bi-iodure de). — Prép. — On l'obtient en précipitant une solution de sublimé par une solution d'iodure de potassium, sans excès d'aucun des réactifs employés.

Prop. bact. — Antiseptique très puissant. Préconisé par le Dr Panas en thérapeutique oculaire et par les Drs Porak et Auvard, en gynécologie.

Prop. thér. — Antisyphilitique énergique.

Mode d'emploi. Doses. — Solution :

Bi-iodure de mercure..........	0^{gr}.05 centigr.
Alcool.......................	20 grammes.
Eau	100 —

En pulvérisation, solution de 1 gramme de bi-iodure, 1 gramme d'iodure de potassium, et 1000 grammes d'eau, contre la phtisie. Ces pulvérisations améliorent l'état des malades, en diminuant l'expectoration et en stérilisant les microbes.

Mercure (Protoiodure de). — Pastilles hydrargyriques.

Comp. — Le Dr Créquy emploie avec succès contre les manifestations syphilitiques de la bouche et de la gorge des pastilles ainsi préparées :

Protoiodure d'hydrargyre...........	0^{gr},05
Iodate de potasse	0 ,10
Chlorate de potasse.................	0, 20
Extrait d'opium....................	0, 01
Chocolat	3 grammes.

Pour 1 pastille.

Doses de 1 à 2 pastilles par jour.

Mercure (Cyanure de). — Prép. — On fait bouillir dans de l'eau de l'oxyde rouge de mercure avec du bleu de Prusse, on filtre, on évapore et on fait cristalliser.

Prop. thér. — Antisyphilitique et antiseptique.

Employé avec succès, en Suède, par le Dr Stellder contre la diphtérie.

MODE D'EMPLOI. DOSES. — Collutoire :

Cyanure de mercure.............	0[gr],02 centigr.
Teinture d'aconit...............	2 grammes.
Miel...........................	30 —

Une cuillerée à café, toutes les 1/2 heures. Gargarisme :

Cyanure de mercure............	1 gramme.
Eau de menthe.................	1000 grammes.

Mercure (Salicylate de). — DESC. — Corps pulvérulent blanc, neutre au tournesol, insoluble dans l'alcool et l'eau, sans odeur ni saveur.

PRÉP. — On obtient ce sel en précipitant une solution de nitrate mercurique par une solution de salicylate de soude. On recueille le précipité et on le lave à l'eau et à l'alcool, puis on le dessèche dans le vide.

PROP. ANTIS. — Antiseptique puissant qui a le grand avantage de nepoint provoquer la douleur.

PROP. THÉR. — Préconisé par M. le Dr Malécot dans le traitement abortif de la blennorrhagie.

MODE D'EMPLOI. DOSES. — Employé en injection uréthrale à la dose de 50 centigrammes pour 100 gr. d'eau à la température de 35°.

M. Vacher a étudié ce sel, qui présente un pouvoir antiseptique aussi grand que celui du sublimé, sans en offrir les inconvénients : il pourrait donc le remplacer en chirurgie. La difficulté consistait à le rendre soluble dans l'eau, sans addition d'alcool, ni de chlorure de sodium. M. Vacher a triomphé de cet obstacle en obtenant le salicylate de mercure par double décomposition dans un mélange de sublimé, de salicylate de soude et d'eau. Cette solution n'est pas irritante et sert à divers usages, suivant son titre. Pour l'usage externe, elle peut être ainsi formulée :

Sublimé.............................   1 gramme.
Salicylate de soude.................   2   —
Eau................................. 1000   —

En injections hypodermiques, pour le traitement de la syphilis, M. Vacher injecte 1 centimètre cube de la solution suivante, qui lui a donné les meilleurs résultats :

Sublimé.............................   1 gramme.
Salicylate de soude   3   —
Eau distillée 100   —

Un centimètre cube contient un centigramme de salicylate de mercure. L'injection n'est pas douloureuse et ne s'accompagne jamais d'abcès. Enfin à l'intérieur, on peut donner 15 à 20 grammes de la solution au 1/1000.

Mercure (Succinimide de). — Desc. — Aiguilles longues, soyeuses, incolores, très solubles dans l'eau, assez solubles dans l'alcool.

Prép. — On obtient d'abord la succinimide en faisant réagir le gaz ammoniac sur l'anhydrique mercurique, ou en distillant rapidement du succinate d'ammoniaque. La succinimide se combine en solution concentrée et chaude avec l'oxyde de mercure, et laisse déposer par refroidissement de la succinimide mercurique. Formule $(C^4H^4O^2Az)^2Hg$.

Prop. thér. — Antisyphilitique, recommandé pour les injections hypodermiques, comme ne précipitant pas l'albumine.

Mode d'emploi. Doses. — Solution hypodermique :

Succinimide mercurique..............   1gr,30
Eau distillée....................... 1000 grammes.

A la dose de 1 seringue Pravaz. Pour atténuer la cuisson ajouter 1 centigramme de cocaïne par seringue.

Mercure (Thymolate de). — Desc. — Poudre cristalline, blanche, inodore et insipide, soluble dans l'alcool dilué et presque insoluble dans l'eau.

Prép. — On traite une solution de nitrate ou d'acétate de mercure par une solution alcoolique de thymol, le thymolate précipite, on le recueille et on le sèche.

Prop. thér. — Antisyphilitique, propre à l'usage interne ou aux injections intramusculaires. Les injections produisent rarement de la cuisson ou de l'infiltration.

M. le Dr Tranjen indique un nouveau traitement de la tuberculose pulmonaire par les injections intramusculaires de thymol-acétate de mercure. On mélange 3 parties de ce composé avec 40 de paraffine liquide et on fait, tous les sept ou dix jours, une injection de 15 gouttes.

Après la seconde ou la troisième injection, s'il y a de la fièvre, on administre, trois fois par jour, 40 centigrammes d'iodure de potassium.

Cent onze injections ont été pratiquées dans 52 cas. Dans 2 cas, il se produisit de la stomatite. Dans tous les autres, les malades accusèrent une douleur très vive au lieu de la piqûre ; pas d'autres complications.

Dans la phtisie commençante, ces injections procurent une amélioration sérieuse, sans qu'on observe d'effets fâcheux dans les cas graves.

Mode d'emploi. Doses. — Pilules, de 5 à 10 cent. — Injections sous-cutanées :

Thymolate de mercure.............. 1 gramme.
Vaseline liquide médicinale.......... 10 grammes.

Injecter 1/2 ou 1 seringue.

Métachloral. — Syn. — Chloral insoluble. Formule $C^4HCl^3O^2$.

Desc. — On peut facilement le mettre en poudre.

Il est volatil comme du camphre et possède une odeur éthérée piquante, mais beaucoup moins irritante que celle du chloral anhydre.

Insoluble dans l'eau, le chloroforme, l'éther, l'alcool, il repasse à l'état de chloral anhydre liquide par distillation vers 180 ou 200°.

En le faisant bouillir avec de l'acide sulfurique, il donne de la *chloralide* $C^5H^2Cl^6O^3$ et des acides sulfureux et chlorhydriques.

Prép. — En tubes scellés ou sous l'influence des corps avides d'eau, le chloral anhydre liquide se transforme spontanément en un corps solide blanc qui est le métachloral.

Prop. thér. — Pour les applications externes, le métachloral, en raison de son insolubilité et de son inaltérabilité sous l'influence de la chaleur et de l'humidité, doit être préféré à l'hydrate de chloral qui est très hygrométrique.

M. le Dr Féréol et le Dr Dujardin-Beaumetz insistent sur les avantages que présente ce dernier corps. Ils l'ont substitué, dans bien des cas, à l'iodoforme, parce qu'ils lui ont reconnu la même action et qu'il n'a pas l'inconvénient qui résulte de l'odeur pénétrante et insupportable que possède ce médicament.

Dans certains cas, il a paru utile d'atténuer son action parfois trop énergique et dans ce cas on conseille la formule suivante :

> Métachloral en poudre............... 1 gramme.
> Lycopode........................... 0 —
> M. S. A.

On peut employer aussi, pour mitiger son action, le talc, l'amidon ou toute autre poudre inerte, dont on fait varier la quantité suivant le degré de sensibilité du malade.

Mode d'emploi. Doses. — En mêlant la poudre de métachloral avec une certaine proportion de gomme,

on peut en faire une masse qui se prête bien à la
confection des crayons ou des suppositoires destinés
à être introduits dans les plaies ou dans les cavités
naturelles, pour y déterminer une action modifica-
trice ou antiseptique (Limousin).

Méthacétine. — Syn. — Para-acétanisidine. For-
mule : $C^4 H^6 \begin{cases} O, C H^3 \\ Az H. C^2 H^3 O. \end{cases}$

Desc. — Poudre cristalline, inodore, légèrement
rougeâtre, à goût salin amer ; soluble dans l'eau et
l'alcool, à froid et à chaud, dans les acides et les
alcalis ; fondant à 120°.

Prop. bact. — Antiseptique puissant ; une solution à
1 p. 100 arrête la décomposition du lait et la fermentation ammoniacale.

Prop. phys. — A dose un peu élevée, elle produit
des symptômes analogues à ceux de l'antipyrine. Il
faut être prudent sur les doses et surveiller leur action.

Prop. thér. — Antipyrétique, expérimenté par le
professeur Von Jaksch, de Gratz. L'abaissement de
température qu'elle produit dans les maladies fié-
vreuses est remarquable. Le traitement est bien
supporté par les enfants.

M. le Dr Seidler l'a employée dans 28 cas de
fièvre typhoïde, de pneumonie, de phtisie, d'influenza,
à la dose de 0^{gr},15 quand la fièvre était faible et de
0,30 quand la fièvre était forte et a obtenu de bons
succès.

Dans 2 cas de rhumatisme articulaire aigu accom-
pagné de fièvre intense, de gonflement des articulations, la méthacétine a agi promptement et d'une
façon fort efficace. Le malade prit 30 centigrammes
et le premier jour la douleur disparut.

Doses. — 15 à 20 centigrammes, mais il ne faut
pas dépasser 30 centigrammes.

Méthylal. — Syn. — Diméthylate de méthylène

Formule : $CH^2 \begin{cases} OCH^3 \\ OCH^3 \end{cases}$

Desc. — Liquide limpide, très mobile, rougissant légèrement le tournesol ; il se dissout dans trois fois son volume d'eau, dans l'alcool et l'éther, dans les huiles grasses et volatiles ; ses vapeurs ne sont pas inflammables ; son odeur rappelle le chloroforme et l'éther acétique. Il bout à 42° et sa densité est de 0,8551.

Prép. — On distille un mélange d'alcool méthylique, d'acide sulfurique et de peroxyde de manganèse ; il passe un mélange de formiate de méthyle et du méthylal. En agitant ce produit avec de la potasse caustique, on détruit le formiate de méthyle, sans attaquer le méthylal.

Prop. thér. — Employé contre les douleurs nerveuses, stomacales et intestinales. C'est un excellent anesthésique sous forme de pommade ou de liniment. Le prix de revient, encore très élevé, s'oppose à la vulgarisation de son emploi.

Le professeur Krafft-Ebing, de Gratz, l'a administré en injections hypodermiques. Il a obtenu, par ce moyen, le sommeil parfois au bout de deux heures. Si une première dose ne suffit pas, on la renouvelle après un intervalle convenable, pour arriver finalement à provoquer un sommeil profond et réparateur, qui dure quelquefois vingt heures. C'est, d'après l'auteur, le meilleur calmant hypnotique dans le delirium tremens. M. Krafft-Ebing pense que son emploi est indiqué dans les insomnies causées par l'inanition ou l'anémie cérébrale et qu'il est au contraire contre-indiqué quand il y a hypérémie du cerveau.

Le méthylal n'a pas d'action nocive sur le cœur, et ne laisse, son effet épuisé, aucun trouble dans l'économie.

Mode d'emploi. Doses. — Pommade. — Potion, à la dose de 1 : 100 à 150. — Liniment, à 1 : 6 ou 1 : 10. — Injection hypodermique.

Méthylsalol. — Syn. — Paracrésotate de phénol.

Desc. — Corps cristallisé en aiguilles incolores, insoluble dans l'eau, soluble dans l'alcool, l'éther, le chloroforme et la benzine. Il fond à 92°.

Prép. — On le prépare en formant l'éther phénylique de l'acide paracrésotique. Il est isomère du crésalol.

Prop. trér. — D'après Demme, il rend des services dans le traitement du rhumatisme.

Microcidine. — Desc. — Poudre blanche, très soluble dans l'eau, insipide, inodore.

Prép. — On l'obtient en ajoutant à du naphtol β en fusion, la moitié de son poids de soude.

Comp. — Ce corps est composé pour les trois quarts de naphtol sodique et un quart de composés naphtoliques.

Prop. bact. — D'après le Dr Berlioz, de Grenoble, il est antiseptique, supérieur à l'acide phénique et l'acide borique.

Prop. thér. — M. Berlioz emploie ce corps pour le pansement des plaies, en solutions à 5 p. 1000. Il n'est pas caustique ni tonique.

Molline. — Desc. — De consistance molle, peu variable, quelle que soit la température ambiante et pouvant se conserver longtemps; sa couleur est blanc jaunâtre terne; sa réaction est neutre.

Prép. — On saponifie à froid de l'axonge par de la potasse caustique liquide mélangée d'une petite quantité de lessive de soude. On mêle ensuite à chaud et avec soin 30 p. 100 de glycérine.

Prop. thér. — Le Dr Kirsten la vante comme excipient dans les pommades employées contre les maladies de peau.

La molline mercurielle avec les proportions de l'onguent mercuriel double est facile à préparer et est très active.

Les mollines à base de styrax, de poix liquide, de tannin, d'acide phénique, d'acide salicylique, d'oxyde rouge de mercure, de précipité blanc, de chrysarobine, d'ichtyol, de soufre et de thymol, sont recommandés par le Dr Kisten.

Monesia. — Syn. — Guaranhem, Buranhem, Mohica. *Chrysophyllum glycyphlœum*, Cas.

Desc. — Plante de la famille des Sapotacées qui croît au Brésil.

Prop. thér. — L'écorce de monésia contient en grande quantité de la saponine et des substances tanniques. P. Rosanoff (de Moscou) s'est servi comme expectorant et astringent de l'extrait aqueux de monésia, dans les maladies des voies respiratoires, dans les affections du tractus gastro-intestinal et dans les cas où ces deux affections existent simultanément. N'étant suivie d'aucuns phénomènes secondaires fàcheux, elle est préférable à tous les autres expectorants dont quelques-uns (ipécacuanha, sénéga) sont loin d'être indifférents pour l'organisme humain. Elle est donc indiquée toutes les fois où l'on doit être obligé de recourir pendant longtemps à un expectorant ou que l'on craint de provoquer des troubles gastro-intestinaux. Elle est aussi très utile dans les diarrhées chroniques. Mais où, d'après l'auteur, elle serait surtout à prescrire, c'est dans tous les cas d'affections chroniques intéressant en même temps les voies respiratoires et l'appareil digestif.

Mode d'emploi. Doses. — Extrait fluide à la dose
de 2 à 3 grammes par jour. Solution :

Extrait aqueux de monésia........ $1^{gr},85$-$3^{gr},85$
Eau distillée ....   180 grammes.

M. D. S. — A prendre, par cuillerée à bouche,.
toutes les deux heures.

Moringa pterygosperma Gaertn. — Desc. — Plante
de la famille des Capparidacées, qui croît au Sénégal,
à la Jamaïque, aux Antilles et aux Indes.

Syn. — Ben ailé.

Part. empl. — La racine.

Prop. thér. — Les racines fraîches sont rubéfiantes.
La teinture alcoolique préparée de la racine séchée
au soleil fut essayée par Henry Sachan comme diurétique, à la dose de 10 gouttes jusqu'à $3^{gr},75$ toutes
les trois heures. Les résultats obtenus pendant deux
années sont encourageants. L'ascite et l'anasarque
de cause rénale aussi bien que cardiaque ou mala-
rique disparaissent rapidement sous l'influence de
ce médicament. L'effet diurétique de la teinture de
moringa se manifeste le jour même de l'institution
du traitement et persiste même quelque temps après
la cessation du remède; sous ce rapport, le moringa
est supérieur à la digitale et à la nitroglycérine. Pas
de phénomènes secondaires fâcheux; la teinture
n'est pas caustique.

En plus de son action diurétique, le moringa re-
lèverait aussi l'appétit.

Morrhuol. — Desc. — Liquide âcre, amer, aromatique, contenant le phosphore, l'iode et le brome
combinés à la matière organique.

Prép. — On le prépare en traitant de l'huile de foie
de morue par de l'alcool à 90°. On décante et on

distille l'alcool et le résidu constitue le morrhuol.

Mode d'emploi. Doses. — Capsules gélatineuses contenant 20 centigrammes à la dose de 1 ou 2 par jour. Chaque capsule comprend 5 grammes d'huile de foie de morue.

Mousséna. — Syn. — *Busenna, Acacia anthelminthica* H. B.

Desc. — Plante de la famille des Légumineuses Mimosées, qui croît en Abyssinie.

Comp. — Contient de la *Moussénine*, qui, d'après Thiel, serait un glucoside et, d'après Gastinel, un alcaloïde.

Part. empl. — L'écorce.

Prop. thér. — Anthelminthique et vermifuge.

Prop. thér. — L'alcaloïde n'a pas le goût désagréable ni l'effet vomitif de l'écorce, et s'emploie à la dose de 20 à 30 centigrammes.

Mode d'emploi. Dose. — Poudre d'écorce, à la dose de 60 grammes, seule ou mélangée à du miel ou à du lait.

Myrtol. — Desc. — Huile essentielle, retirée de la distillation en présence de l'eau des feuilles du *Myrtus communis* L., de la famille des Myrtacées, originaire de l'Afrique.

Essence jaune foncé, d'odeur agréable, dont la partie principale, le myrtol, distille entre 170° et 175°.

Prop. thér. — Usitée contre les bronchites chroniques, la blennorrhagie et la vaginite ; mieux tolérée que les balsamiques. — Sédative et antiputride, elle stimule la digestion et augmente l'appétit.

Mode d'emploi. Doses. — Capsules gélatineuses, à la dose de 1 gramme.

Naphtaline. — Desc. — Lamelles brillantes, blanches, d'odeur spéciale, de saveur âcre ; insoluble dans l'eau, soluble dans l'alcool et l'éther, fondant à 79°, bouillant à 220° et se sublimant.

Pour l'emploi médical, il est utile de désodoriser la naphtaline. Pour cela on la sublime soit avec du benjoin, soit avec de l'acide benzoïque.

Prép. — En chauffant les goudrons de houille, on recueille ce qui passe entre 210° et 225°. On obtient une masse cristalline imprégnée d'huile empyreu-matique. Pour l'usage médical, on purifie la naphta-line en la sublimant plusieurs fois à 220° à travers du papier à filtre.

Prop. phys. — Elle traverse l'organisme et s'élimine par l'urine, qui est colorée en brun. Elle est toxique à la dose de 5 grammes (Bouchard); elle diminue l'appétit et occasionne à haute dose de la diarrhée, des vomissements; sans action sur le cœur et la circulation. — Dans l'urine, se trouve à l'état de *naphtylurée* ou *naphtylcarbamide*, et donne une coloration rose avec l'acide acétique, et verte avec l'acide sulfurique.

Prop. thér. — Antiseptique, employée en pommade contre les maladies de peau. A l'intérieur, elle est usitée à cause de ses propriétés désinfectantes, contre la phtisie, la bronchite purulente et la gangrène pulmonaire. M. le Professeur Bouchard l'a employée contre la fièvre typhoïde et les diarrhées rebelles. Conseillée comme vermifuge et anthelminthique.

D'après M. Mirewitch, la naphtaline, qui serait le plus sûr pour expulser les ascarides, comme l'avait indiqué Minerbi, réussirait aussi comme tænifuge et mieux que les autres agents en raison de la sûreté de son action et de l'absence de tout effet caustique.

Le Dr Rodinoff a traité avec succès quatre cas de dysenterie avec des lavements de naphtaline. Après avoir administré l'huile de ricin, l'auteur prescrit deux lavements de naphtaline, à donner matin et soir. Il ordonna 0^{gr},12 de naphtaline dans 60 grammes de décoction de salep (enfants), ou 0gr,60 de naphtaline sur 120 grammes de décoction de salep (adultes) pour les deux lavements, coupés à moitié d'eau. Ordinairement, après deux lavements l'état des malades s'améliore assez pour qu'on puisse dès lors instituer le traitement diététique; ce n'est que dans un cas qu'on a été obligé d'administrer quatre lavements (0gr,66 : 60 grammes de décoction).

MODE D'EMPLOI. DOSES. — Usage externe : Pommade :

Axonge	9 grammes.
Naphtaline	1 —

Solution :

Naphtaline	30 grammes.
Alcool	25 —

pour 1000 c. c. — Usage interne : Cachets de 25 milligrammes, un toutes les heures. — Pilules de 25 mill., kératinisées pour que leur action ne se produise que dans l'intestin.

Pour les enfants, on prescrit :

Naphtaline	0gr,30 à 0gr,50
Huile de ricin	15 ,00
Essence de bergamote	2 gouttes.

Les adultes prennent à jeun un cachet renfermant 1 gramme de naphtaline, et immédiatemeut après 30 grammes d'huile de ricin.

Naphtol. — SYN. — Phénol naphtylique.

DESC. — *Naphtol* α. Aiguilles blanches; fusible à 92°, soluble dans l'éther, le chloroforme, l'alcool, presque insoluble dans l'eau.

Naphtol β. Petites lames brillantes; inodore, fusible à 122°.

PRÉP. — *Naphtol* α. On l'obtient en projetant du

sulfonaphtalate de plomb en poudre dans de la potasse fondue. Il se purifie par distillation dans la vapeur d'eau et par cristallisation dans l'eau bouillante.

Naphtol β. On fond avec la potasse des sulfonaphtalates β de soude ou de plomb.

PROP. THÉR. — Le naphtol β est préconisé par le Pr Bouchard, comme antiseptique de l'intestin, dans la fièvre typhoïde, et, comme antiseptique de l'estomac, dans le cas de dilatation. On l'associe assez souvent au salicylate de bismuth.

D'après le professeur Rapon, il serait un bon remède contre la gale, quoique très irritant.

MODE D'EMPLOI. DOSES. — Usage externe : solution de 4 à 5 grammes, pour 1000 grammes d'eau alcoolisée. — Pommade à base d'axonge ou de lanoline à 10 p. 100, à 5 p. 100 dans le prurigo, et à **une** dose plus faible pour l'eczéma. — Usage interne, à la dose de 10 à 30 centigr. (Bouchard.)

Naphtol α....................	0gr,20
Eau distillée....................	500 grammes.

pour 4 lotions par jour, ou

Naphtol α....................	0gr,10
Vaseline....................	30 grammes.

préconisé par le Dr Panas contre le pannus.

Naphtol β....................	50
Alcool....................	100

Eau bouillante 10 litres (Drs Bouchard et Fernet).

Naphtol β....................	5 à 15 grammes.
Alcool à 60°....................	1 litre.
Naphtol β....................	100
Camphre....................	200

Ces différentes formules ont été préconisées par le Dr Ch. Bouchard pour l'antisepsie externe.

Naregamia alata W. et A. — Syn. — Ipécacuanha de Goa.

Desc. — Plante de la famille des Méliacées, originaire de l'Inde.

Comp. — Contient une huile, de la cire et un alcaloïde, la *Naregamine* (Hooper).

Prop. thér. — Le suc de la plante est employé contre le psoriasis. La racine est émétique et cholagogue, combat les embarras gastriques, le rhumatisme et les indigestions. A petites doses, c'est un expectorant utile dans les affections catarrhales et la bronchite des enfants.

La teinture réussit très bien dans l'emphysème, en fluidifiant les crachats et en diminuant la sécrétion.

Mode d'emploi. Doses. — Poudre, 1 gramme 20. — Teinture, de 2 à 6 gouttes, toutes les heures.

Nectandra Rodiœi. — Syn. — Bibiru. Bebeeru.

Comp. — Contient deux alcaloïdes la *bibirine* $C^{18}H^{21}AzO^3$ et la *Nectandrine* $C^{20}H^{23}Az\,O^4$ (Maclagan).

Prop. thér. — On l'emploie contre les migraines, les névralgies périodiques, et les ménorrhagies. L'alcaloïde est usité contre les fièvres intermittentes, dans le cas où la quinine ne peut être supportée.

Mode d'emploi. Doses. — Décoction et vin, même préparation et même dose que pour le quinquina. — Poudre d'écorce, de 1 à 3 grammes. — Bibirine, de 0,05 à 0,5 en pilules ou solution.

Nerium Oleander L. — Syn. — Laurier-rose.

Desc. — Plante de la famille des Apocynacées, qui croît en Algérie. On ne doit se servir que du laurier-rose provenant des pays chauds.

Part. empl. — Les feuilles et l'écorce.

Comp. — Contient un alcaloïde, l'*oléandrine*.

Prop. phys. — Exerce sur le cœur une action

puissante, qui diffère peu de celle de la strophanthine et de la digitaline; c'est un poison très actif. Il ne reste pas dans l'organisme (Dujardin-Beaumetz, Pouloux).

PROP. THÉR. — Dans l'asystolie, due à des lésions cardiaques ou rénales, il agit comme tonique sur le cœur et augmente les sécrétions. Il semble devoir être utile dans les cas où l'on emploie le strophanthus (Dr Huchard).

MODE D'EMPLOI. DOSES. — Extrait hydro-alcoolique, de 2 à 6 centigrammes par jour; on augmente la dose graduellement et avec précaution, jusqu'à 12 centigrammes. — Teinture au 1/5, de 5 à 10 gouttes par jour.

Orexine (Chlorhydrate d'). — SYN. — Chlorhydrate de phényldihydrochinazoline. $C^{14}H^{12}Az^2O, HII + 2HO^2$.

PRÉP. — A une partie de formanilide en solution, on ajoute dix parties de benzine pure et une partie de sodium; on chauffe pendant 10 heures dans un réfrigérant à reflux. Puis on ajoute une demi-partie d'ortho-nitrotoluène chloruré et on continue l'ébullition pendant 1 heure. Après lavage à l'eau, on distille dans un courant de vapeur d'eau; le résidu de la distillation, mélangé à de l'éther alcoolisé, cristallise. On a alors de l'orthonitro-toluène formanilide, qui est traité en solution alcoolique, d'abord par le zinc et l'acide chlorhydrique, ensuite par un excès de lessive de soude. La liqueur abandonne de l'éther, la chinazoline $C^{28}H^{12}Az^2$.

Elle cristallise et forme des sels; le sel utilisé en thérapeutique est le chlorhydrate.

PROP. THÉR. — L'Orexine est légèrement amère, laisse une sensation brûlante et irrite la muqueuse nasale. Le Dr Penzold la préconise comme un médicament capable d'activer les fonctions de l'estomac.

MODE D'EMPLOI. DOSES. — Cachets. — Pilules, dans

beaucoup d'eau ou de liquide, à la dose de 30 à 50 centigrammes, une ou deux fois par jour.

Orthine. — Syn. — Acide orthohydrazin-paraxy-benzoïque.

Desc. — Le corps isolé est instable, les sels sont stables, le chlorhydrate d'orthine surtout.

Prép. — Ce composé, découvert par M. le Dr Kobert, est le résultat de la combinaison de l'hydrazine et de l'acide paraxybenzoïque (isomère de l'acide salicylique).

Prop. phys. — Les chiens supportent très bien l'orthine à la dose de 2 grammes pour 24 kilos, sans phénomènes fâcheux, mais leur urine possède un pouvoir réducteur considérable. Sur l'homme, on observe néanmoins de graves symptômes d'intoxication, sueurs profuses et collapsus.

Prop. thér. — M. le Dr Unvericht a fait l'expérimentation clinique du chlorhydrate d'orthine et il a remarqué une action antipyrétique très énergique dans la fièvre typhoïde, la pneumonie, le rhumatisme articulaire aigu. Cependant il recommande de ne l'employer qu'avec ménagement.

Dose. — De 0^{gr},30 à 0^{gr},50, 2 fois par jour.

Orthosiphon stamineus. — Syn. — Thé de Java.

Desc. — Plante de la famille des Labiées, originaire de Java.

Comp. — Contient un glucoside (Périnelle).

Prop. thér. — Employé dans les affections de la vessie, principalement contre la pierre et la cystite calculeuse.

Mode d'emploi. Doses. — Infusion, 5 grammes par litre d'eau. — Sirop préparé avec l'extrait aqueux d'orthosyphon dissous avec le sucre dans de l'eau distillée, 20 grammes du sirop contiennent 40 centi-

grammes d'extrait. (Périnelle.) — Poudre, de 2 à
5 grammes.

Osmique (Acide). — Desc. — En longues aiguilles
prismatiques, de couleur jaune d'or, brillantes ; d'o-
deur de raifort, de saveur âcre et brûlante ; il tache
la peau en noir. Il fond à 40° et bout à 100°. Soluble
dans l'eau.

Prép. — On l'obtient en traitant l'osmiure d'iri-
dium par l'eau régale, et en distillant plusieurs fois.

Prop. phys. — Sa vapeur irritante occasionne des
désordres tels que la mort peut s'ensuivre.

Prop. bact. — Antiseptique très puissant.

Prop. thér. — Le Dr Billroth de Vienne l'a préconisé, en injections hypodermiques, contre les névralgies et la sciatique.

D'après Valenzuela l'acide osmique en inhalation a
donné des résultats encourageants contre la pthisie
pulmonaire : diminution de l'expectoration et amélioration de l'état général.

Le Dr Auerbach a obtenu la guérison du goître par
des injections interstitielles dans l'épaisseur ; tous
les deux jours pendant trois semaines, il injecte
5 milligrammes d'acide osmique par gramme d'eau.

Doses. — Injections hypodermiques, 10 centigrammes pour 10 grammes d'eau distillée.

Ouabaio. — Desc. — Poison employé par les So-
malis pour leurs flèches ; il est tiré d'une plante dé-
terminée par M. Poisson, l'*Acocanthera Ouabaio*, voisin
des *Carissa*, de la famille des Apocynées.

Comp. — M. Arnaud a obtenu de l'extrait aqueux,
de la racine et du bois un glucoside cristallisé appelé
Ouabaine, qui a pour formule $C^{30}H^{46}O^{12}$. L'ouabaïne est
identique à la strophanthine ; elle se retrouve même
dans le strophanthus glabre du Gabon (Arnaud).

Ce principe est blanc, inodore, de peu d'amertume, un peu soluble dans l'eau froide, mais entièrement dans l'eau bouillante. Son meilleur dissolvant est l'alcool concentré et chauffé modérément. Il est insoluble dans le chloroforme, l'alcool absolu et l'éther anhydre; il fond à 200°.

Prop. thér. — M. Jeannel a fait usage dans la coqueluche de l'ouabaïne qu'il employait d'abord en raison de sa toxicité à des doses extrèmement minimes, qu'il a portées ensuite à 1 millième de grain (soit 0,00006), toutes les trois heures, chez des enfants de cinq ans. Les accès sont devenus moins fréquents, moins graves; par exception, et dans deux cas graves, la dose a été portée à 1 deux-cent-cinquantième de grain (0,00025). Il a ainsi traité quarante-neuf enfants, dont vingt-cinq ont été guéris.

Sans guérir, l'ouabaïne donne de bons résultats dans tous les stades de l'affection. Dans la première période, elle diminue la durée des accès; dans la seconde période, elle rend l'affection moins grave; et dans la troisième, elle abrège la convalescence.

La meilleure préparation est la solution dont une goutte représente un millième de grain d'ouabaïne.

Prop. phys. — D'après les Drs Rondeau et Gley, 2 milligrammes tuent un chien, pesant environ 12 kilogrammes, en quelques minutes.

Doses. — 1/10 de milligramme.

Ouate de Penghawar. — Desc. — On désigne sous ce nom les poils jaunâtres, soyeux, des fougères arbustes originaires de Java et de Sumatra.

Prop. thér. — Depuis longtemps déjà on l'a employé pour arrêter les hémorrhagies parenchymateuses. Mais les opinions des auteurs diffèrent et sur son utilité et sur le mode de son action. On peut même dire qu'il fut délaissé dans ces derniers temps.

Noltenius essaye sa réhabilitation. Il l'emploie mélangé à égales parties d'ouate simple et enveloppé d'une couche superficielle d'ouate, sous forme de tampon, dans les maladies du nez. Les résultats sont satisfaisants, l'hémorrhagie est arrêtée dans tous les cas. L'auteur croit que l'action hémostatique du penghawar est due à son élasticité : introduit dans une cavité saignante, il exerce une compression continue sur les vaisseaux qui donnent et empêche de cette manière l'écoulement du sang. En effet, il ne s'imbibe pas de sang et conserve sa forme primitive même après être resté un temps assez long dans la cavité nasale (jusqu'à 24 heures), tandis que le tampon d'ouate s'aplatit déjà après un séjour de dix minutes.

Mickulicz s'en sert aussi en chirurgie ordinaire (extirpation d'un angiome volumineux de la région frontale et orbitaire). L'auteur n'a jamais observé de suppuration à la suite de l'emploi du penghawar.

Oxynaphtoïque (Acide) α. — $C^{11}H^8O^3$.

Desc. — On obtient ainsi des cristaux incolores, sous forme de fines aiguilles, se dissolvant difficilement dans l'eau froide (à peu près à la dose de 1/30000), mais solubles, par contre, à la dose de 10 0/0 dans l'alcool et l'éther. L'odeur rappelle celle du naphtol. Respiré, il provoque de l'éternuement. Chauffé avec précaution, il se volatilise sans se décomposer. Son prix de revient est de 7 à 12 francs, suivant le degré de pureté.

Prép. — On fait réagir l'acide carbonique sous pression, à une température de 120° à 140°, sur un sel alcalin du naphtol α.

Prop. bactér. — Ses propriétés antiseptiques sont supérieures à celles de l'acide salicylique. La présence de l'albumine ou de la gélatine n'abaisse pas son pouvoir antiseptique. Mélangé à des liquides putrides, il arrête rapidement les émanations nauséabondes (Helbig et Lubbert).

L'acide oxynaphtoïque pulvérulent pourrait servir à désinfecter et à désodoriser les latrines, les urinoirs, les vases de nuit, les baquets de propreté, les crachoirs et tous les liquides où la présence de l'albumine contre-indique l'emploi du sublimé : seulement, pour que son usage se généralise, il faut que l'industrie puisse le fournir à des prix moins élevés qu'actuellement.

Prop. tox. — A cause de sa toxicité, il ne devra jamais servir à la conservation des substances alimentaires.

Prop. thér. — Utile pour le pansement des plaies, sans plus de danger que le sublimé et l'iodoforme.

Mode d'emploi. Doses. — M. Helbig a préparé du collodion oxynaphtoïque, à la dose de 0,5 0/0, et de la ouate oxynaphtoïque, depuis 1 0/00 jusqu'à 1 0/0.

Paganum harmàla. — Syn. — Harmel ou Armel.

Desc. — Plante de la famille des Rutacées-Zygophyllées, qui croît en Espagne, en Égypte et en Russie méridionale. La plante a une odeur forte et désagréable, semblable à celle de la rue, un goût persistant, amer et résineux.

Comp. — Contient deux alcaloïdes, l'*harmaline* et l'*harmine*. $C^{13}H^{14}Az^2O$ et $C^{13}H^{12}Az^2O$ (Gobel).

Part. empl. — Les graines.

Prop. thér. — Sudorifique, anti-helminthique, emménagogue, employé contre l'aménorrhée.

Mode d'emploi. Doses. — Teinture 1/5, à la dose de 30 gouttes.

Pambotano. — Syn. — *Calycandra Houstoni* Rich. ou *Cordyla Houstonia*.

Desc. — Petit arbuste de la famille des Légumineuses Schwartziées, qui pousse dans les terres chaudes du Mexique.

Comp. — M. Nicolas R. de Arellano au Mexique, et MM. Villejean et Bocquillon ont fait l'analyse de la plante. Ils ont trouvé du tannin, des matières grasses, une résine soluble, pas d'alcaloïde. M. Bocquillon a isolé un glucoside. Les principes actifs sont solubles dans l'eau et l'alcool.

Prop. thér. — C'est un amer de premier ordre et il est employé contre les fièvres. Au Mexique, les Drs Morales et Labato ont obtenu de bons résultats dans les fièvres paludéennes si communes dans ce pays. En France, M. le Dr Valude (de Vierzon) a obtenu des succès contre les fièvres de toute nature (fièvres paludéennes, fièvre typhoïde, grippe, tuberculose).

Mode d'emploi. Doses. — Teinture. — Décoction. Le Dr Valude préconise la décoction avec 70 grammes d'écorce, à prendre en une fois. — Élixir.

Pao pareiro. — Syn. — *Geissospermum læve* H. B.

Desc. — Arbre de grande taille, de la famille des Apocynacées, qui croît au Brésil.

Comp. — Contient un alcaloïde, la *Pareirine* ou *Geissospermine* $C^{19}H^{24}Az^2O^2$, étudié par Bochefontaine et Cypriano de Freitas.

Prop. thér. — L'écorce jouit, au Brésil, d'une grande réputation comme tonique et surtout comme fébrifuge, ralentit les battements de cœur et la respiration.

Le chlorhydrate de péreirine, employé à la dose de 2 grammes, agirait très efficacement contre les fièvres rebelles au sulfate de quinine.

Mode d'emploi. Doses. — Décoction (30 grammes par litre d'eau), un à deux verres par jour.

Paraldéhyde. — Desc. — Fond à 10°. Bout à 124°. Densité = 0,998. Soluble dans l'eau froide.

Prép. — Modification polymérique, obtenue en faisant passer dans l'aldéhyde du gaz phosgène, de l'acide chlorhydrique ou du gaz sulfureux, ou mieux encore quelques gouttes d'acide sulfurique. On congèle, on essuie les cristaux et on les essore.

Prop. thér. — Possède des propriétés hypnotiques semblables au chloral, en produisant le calme et un sommeil profond. On l'emploie surtout dans le délire de la fièvre typhoïde et dans le delirium tremens. Usité comme antagoniste de la strychnine, il est contre-indiqué dans l'emphysème chronique.

Mode d'emploi. Doses. — On le prescrit en potions, élixir ou capsules, à la dose de 30 à 40 gouttes.

Paraldéhyde......................	2 grammes.
Teinture de vanille................	XX gouttes.
Sirop de laurier-cerise............	30 grammes.
Eau de tilleul....................	70 —

par cuillerées à bouche.

Parameria vulneraria Radi. — Desc. — Plante grimpante, qui croît dans les îles Philippines.

Part. empl. — La racine.

Prop. thér. — Le baume, qui découle de la racine, est employé pour combattre les maladies de peau et pour hâter la cicatrisation des plaies.

Pareira brava. — Syn. — *Cissampelos abutica* Vell.

Desc. — Plante grimpante de la famille des Menispermacées, provenant du Brésil.

Comp. — Contient un alcaloïde, la *pélosine*.

Prop. thér. — Usitée dans les affections catarrhales de la vessie et dans la gravelle urique. Tonique, diurétique, emménagogue et fébrifuge. Convient contre la goutte, le lumbago, la cystite calculeuse, la dyspepsie par atonie et la débilité d'estomac. La teinture forme des cataplasmes résolutifs, si on en arrose la farine de lin.

Mode d'emploi. Doses. — Infusion de racines (20 grammes pour 1000), à la dose de 125 grammes, quatre à cinq fois par jour.

Parthénine. — Alcaloïde extrait du *Parthenium*. Herbe de la famille des Composées, qui croît en Amérique, depuis la Louisiane jusqu'à la Patagonie.

Prop. thér. — Employée avec succès dans le traitement des névralgies faciales, des fièvres intermittentes, quand la quinine avait échoué. D'après le Dr Ulrici, elle est antipyrétique, analgésique et fébrifuge; elle est toxique à haute dose.

Dose. — 1 gramme par jour.

Pedalium Murex L. — Desc. — Plante de la famille des Pédaliacées, qui croît dans l'Inde.

Part. empl. — Le fruit.

Prop. thér. — Employé contre la dysurie, la blennorrhagie et les inflammations des voies urinaires. Usité comme lithontriptique et considéré comme aphrodisiaque.

Mode d'emploi. Doses. — Infusion de 30 grammes de fruit concassé, dans 500 grammes d'eau bouillante, on laisse macérer deux heures et on filtre; à prendre en 24 heures, par dose de 60 grammes.

Pellicule. — Desc. — On appelle ainsi la légère couche médicamenteuse laissée sur la peau par l'évaporation du collodion chargé de principes thérapeutiques.

Prép. — On prépare comme base un collodion flexible :

Collodion officinal......................	30 grammes.
Baume du Canada......................	1 —
Huile de ricin......................	0gr,50

Ce collodion forme une pellicule souple, élastique, flexible et peu contractile.

Il sert à préparer les pellicules suivantes :
Pellicule à la cocaïne :

    Collodion flexible.................... 50 grammes.
    Cocaïne.............................. 1   —

Employée comme calmant et anesthésiant.
Pellicule à l'huile de croton :

    Collodion flexible.................... 7 parties.
    Huile de croton...................... 1   —

Employée, comme rubéfiant, contre la teigne tonsurante.
Pellicule à l'ichthyol :

    Collodion flexible.................... 7 parties.
    Ichthyol 1   —

Usitée contre les maladies de peau (psoriasis, impétigo, herpès).
Pellicule à l'iode :

    Iode pur............................. 1gr,50
    Collodion flexible................... 30 grammes.

Employée comme révulsif et rubéfiant.
Pellicule à l'iodoforme :

    Iodoforme. .... 1 partie.
    Collodion flexible................... 2 parties.

Employée comme antiseptique et contre les manifestations externes de la syphilis.
Pellicule à l'acide salicylique :

    Collodion flexible................... 30 grammes.
    Acide salicylique.................... 5   —

Employée, comme antiseptique, contre les maladies de peau, les ulcères et les végétations fongueuses.
Pellicule styptique :

    Tannin soluble dans l'alcool......... 10 parties.
    Teinture de benjoin.................. 11   —

On ajoute cette solution à :

Éther...................................... 40 parties.
Fulmi-coton.............................. 2 —

On mélange et on agite.
Employée contre les hémorrhagies.
Pellicule au sublimé :

Sublimé................................ 0^{gr},80
Collodion flexible....................... 30 grammes.

Employée comme antiseptique et antisyphilitique.
Pellicule vésicante :

Teinture éthérée de cantharides........ 50 parties.
Coton-poudre........................... 2 —

Employée comme vésicant.

Peptonate de fer. — PRÉP. — On prend :

Albumine d'œufs desséchés........ 10 grammes.
Pepsine............................. 5 —
Solution de fer dialysé............. 90 —
Sirop de sucre .... 30 —
Eau-de-vie......................... 100 —
Eau distillée...................... 1000 —

PROP. THÉR. — Ce médicament constitue une des
meilleures préparations ferrugineuses, étant donnée
son assimilation complète. On l'emploie dans les cas
où la médication ferrugineuse est indiquée.

DOSE. — De 3 à 12 grammes.

Peptonate de mercure. — PRÉP. — On prend :

Peptone sèche pulvérisée............ 15 grammes.
Chlorure d'ammonium pur........... 15 —
Sublimé corrosif.................... 10 —

Cette préparation est due à M. E. Delpech.
PROP. THÉR. — Utilisé contre la syphilis, comme antiseptique intestinal dans la fièvre typhoïde et le
choléra.

MODE D'EMPLOI. — En solutions hypodermiques. — En solutions pour l'usage. — En pilules.

Permanganate de potasse. — SYN. — Caméléon minéral.

PRÉP. — On fond dans un creuset de la potasse et du bioxyde de manganèse. La matière lessivée par l'eau et filtrée sur de l'amiante, est traitée par l'acide acétique. On concentre et on fait cristalliser.

PROP. BACT. — Antiseptique.

PROP. THÉR. — Employé pour traiter les brûlures et les engelures avec des compresses de solution de permanganate de potasse ; il a pour effet de calmer les douleurs et d'empêcher l'inflammation et la suppuration.

Emménagogue très puissant, employé à l'intérieur contre l'aménorrhée et la dysménorrhée. — Employé en injections uréthrales contre la blennorrhagie.

MODE D'EMPLOI. DOSES. — Solution 1/300, en compresses. — Solution 2/1000, en injections. — A l'intérieur, pilules de 1 milligramme, à la dose de 3 à 5 par jour. Ces pilules doivent être préparées avec du kaolin et de la vaseline (Martindale).

Permanganate de zinc. — DESC. — En cristaux semblables au permanganate potassique, très hygroscopique, facilement soluble dans l'eau.

PRÉP. — On l'obtient en traitant une solution de permanganate de baryte par une solution de sulfate de zinc. On filtre, on évapore et on fait cristalliser.

PROP. THÉR. — M. Berkeley Hill a employé avec succès le permanganate de zinc pour le traitement de toutes les formes d'uréthrite, mais surtout pour les formes aiguës. Ce qui est remarquable dans l'action de cette préparation, c'est qu'elle est dépourvue des effets irritants sur les muqueuses. On fait bien de ne jamais ordonner le permanganate de zinc en solutions concentrées.

Doses. — 5 décigrammes sur 2,000 grammes d'eau.

Incomp. — Il faut écarter des formules l'alcool, les extraits végétaux, etc., avec lesquels le permanganate de zinc forme des composés explosibles.

Petiveria alliacea L. — Syn. — Racine du Congo. Herbe aux poules.

Desc. — Arbuste de la famille des Phytolaccacées, qui croit au Congo, en Guinée et dans l'Amérique du Sud.

Prop. thér. — Les feuilles sont diurétiques, sudorifiques, antispasmodiques, employées dans l'ischurie, l'hystérie, l'hydropisie et la fièvre jaune. Aux Antilles, la racine est employée comme odontalgique ; à Porto-Rico, on la donne aux nouvelles accouchées pour prévenir les accidents des suites de couches.

Mode d'emploi. Doses. — Décoction, administrée tous les quarts d'heure, par verrée.

Phénacétine. — Syn. — Para-acétphénétidine. — Phénidine.

Desc. — Poudre légèrement rougeâtre, sans odeur ni saveur ; sa solubilité, très faible dans l'eau, atteint un degré un peu plus élevé dans la glycérine ; son dissolvant par excellence est l'alcool à chaud. Le point de fusion est 132°.

Prép. — Dérivé acétylé de la phénétidine, c'est-à-dire de l'éther éthylique du paraamidophénol. On fait réagir sur l'amido-phénétol, l'anhydride acétique, ou le chlorure d'acétyle. On emploie le paranitrophénol pour préparer le paraamidophénétol. Ce composé est réduit par l'acide chlorhydrique et l'étain, on obtient le paraamidophénol. Si enfin on fait agir

sur ce dernier corps l'iodure ou le chlorure de méthyle, on a le paraamidophénétol

COMP. — Sa composition répond à la formule :
$C^6H^4 — O.C^2H^5 — NH. (CO — CH^3)$.

PROP. THÉR. — Antipyrétique et fébrifuge. L'abaissement de la température qu'elle produit est plus durable que celui obtenu par l'antipyrine, et il ne survient ni frissons, ni vomissements, ni nausées. On
dit aussi avoir obtenu des succès dans le traitement
des névralgies.

MM. Dujardin-Beaumetz et Huchard insistent sur
ses propriétés fébrifuges, analgésiques, antithermiques et antipolyuriques, qui sont équivalentes à celles
de l'antipyrine et de l'acétanilide.

M. Sommer confirme l'action antifébrile de la phénacétine à la dose de 2 décigrammes (enfants), 4 décigrammes (adultes), répétée deux, trois et quatre
fois par jour, dans soixante cas de fièvre typhoïde,
suivis de guérison. L'abaissement de la température
atteint toujours 1 ou 2 degrés centigrades trois heures
après l'administration de ce médicament.

La phénacétine n'est toxique que quand elle contient du phénol libre.

M. le Dr Lépine l'a essayée dans les sciatiques, les
lumbagos, les migraines, et même dans les douleurs
de la métrite et de la périmétrite, où les résultats ont
été très favorables.

MODE D'EMPLOI. — Cachets, de 25 à 50 centigrammes, dose maximum 2 grammes.

DOSES. — La dose la plus convenable pour un
adulte est d'environ 50 centigrammes, entre 20 et
60 centigrammes. (Roe.)

Phènique (Acide) cristallisé. — *Liquéfaction.* —
M. Perron, pharmacien-major, a constaté qu'il suffit
d'ajouter 5 p. 100 d'eau à l'acide phénique cristal-

lisé pour obtenir une solution acide incristallisable.

Cette observation est à signaler, aujourd'hui que l'acide phénique cristallisé tend de plus en plus à remplacer l'acide phénique liquide.

PRÉP. — On plonge dans un bain-marie à 100° le récipient contenant l'acide cristallisé, on ajoute l'eau lorsque l'acide est fondu et on agite le mélange.

nocolle. — $C^{10}H^{14}O^2Az^2$.

SYN. — Amido-acet-paraphénétidine.

DESC. — Ce produit se présente sous forme d'une poudre blanche cristalline soluble à 17° dans 16 parties d'eau ; la solution est neutre, incolore, devient alcaline au bout de quelques jours.

SEL EMPLOYÉ. — Le chlorhydrate.

PRÉP. — On l'obtient en combinant la phénétidine et le glycocolle.

PROP. PHYS. — Le chlorhydrate de phénocolle est un antithermique et un analgésique, qui ne serait pas toxique, au dire du professeur Kobert (de Dorpat). On n'a pas signalé d'action nocive sur les reins même après d'assez fortes doses. L'urine prend une teinte rouge brun qui se fonce encore après addition de perchlorure de fer. L'élimination du médicament est très rapide.

PROP. THÉR. — Employé par le Dr Mering comme antithermique, et il a obtenu d'aussi bons effets qu'avec l'antipyrine ou la phénacétine.

Préconisé par le professeur Kobert dans les fièvres des pthisiques, dans le rhumatisme articulaire aigu et dans les névralgies.

M. Herbel l'a employé avec succès dans plusieurs cas de tuberculose pulmonaire et de rhumatisme articulaire aigu.

MODE D'EMPLOI. DOSES. — Il se prend sous forme de poudre en cachets, à la dose de $0^{gr},50$ à 1 gramme.

1 gramme de phénocolle équivaut, au point de vue des effets, à 1^{gr},50 ou 2 grammes d'antipyrine.

Phénol employé comme anesthésique. — PROP. THÉR. — Le Dr Hervetson reconnaît des propriétés anesthésiques au phénol qui enlève immédiatement la douleur dans l'odontalgie, ainsi que dans les maux d'oreilles (périostite, otorrhée chronique).

MODE D'EMPLOI. — Solution dans la glycérine :

       Acide phénique...................... 1
       Glycérine........................... 4 parties.

Solution alcoolique à 1/20.

Phénols camphrés. — M. Désesquelle a signalé la propriété qu'a le naphtol de se liquéfier, comme le phénol, lorsqu'on le mélange avec du camphre. C'est une propriété facile à utiliser en médecine et en chirurgie.

Guidé par cette observation, M. Audoucet a pensé que cette propriété pouvait s'étendre à d'autres phénols. Il n'a pu porter ses essais que sur un petit nombre de ces corps, n'ayant à sa disposition que le thymol, la résorcine, le pyrogallol et le salol, qui n'est qu'un dérivé (salicylate de phénol). Le résultat a confirmé ses prévisions.

Voici les proportions de camphre strictement nécessaires pour avoir une pâte molle avec les corps cités plus haut :

Résorcine.............	2^{gr},50	Thymol	5 gr.
Camphre..............	0^{gr},05	Camphre	1 gr.
Pyrogallol............	2^{gr},50	Salol...............	5 gr.
Camphre..............	0^{gr},10	Camphre...........	0^{gr},50

En augmentant les doses de camphre ci-dessus indiquées, on obtient des liquides sirupeux, qui se mélangent en toutes proportions aux huiles, à l'axonge, à la vaseline, qui sont solubles dans l'alcool et l'éther et insolubles dans l'eau. On a obtenu le même résultat avec le menthol ou l'alcool mentholique, qui a été autrefois classé parmi les phénols.

Il semblerait résulter des expériences qui précèdent que la propriété déjà connue pour le phénol et signalée par M. Désesquelle pour le napthol, est commune à tous les phénols, et que c'est là peut-être un caractère distinctif de cette classe de corps.

Phénylacétique (Acide). — DESC. — Il cristallise en lames irisées; il fond à 76°,5 et bout à 265°. Peu soluble dans l'eau froide, très soluble dans l'eau bouillante, l'alcool et l'éther.

PRÉP. — On transforme d'abord le chlorure de benzyle en cyanure de benzyle; puis on obtient l'acide phénylacétique, en soumettant le cyanure de benzyle à l'action de la potasse bouillante.

PROP. THÉR. — Chez les phtisiques, il diminue l'expectoration, et par suite la toux, relève les forces et favorise la nutrition.

D'après Williams, l'acide phénylacétique, administré à l'intérieur, produit chez les phtisiques une augmentation de l'appétit et une amélioration de la digestion, et même donné à grandes doses il ne fait pas de mal. Dans les cas de formation de cavités, ou s'il y a formation de tubercules, l'acide phénylacétique est efficace.

M. le Dr Alivia l'a employé avec succès contre le typhus et la fièvre typhoïde.

MODE D'EMPLOI. DOSES. — Solution alcoolique, de 10 à 20 gouttes dans 60 grammes d'eau, par jour.

Phénylméthane. — SYN. — Diphénylméthane. Formule : CH^2 (C^{6}H^5)^2.

DESC. — Cristaux fusibles à 25°; odeur d'orange. Soluble dans l'alcool, l'éther et le chloroforme.

PRÉP. — On maintient en ébullition dans un ballon à reflux un mélange de chlorure de benzyle, de benzine et du zinc en poudre. On obtient en distillant à 260° un hydrocarbure, qui est la diphénylméthane.

PROP. THÉR. — D'après le Dr Giacomini de Turin, l exerce à dose moitié moindre, une action comparable à celle de l'antipyrine. Le Dr Giacomini lui attribue non seulement des propriétés antipyrétiques, mais encore antirhumatismales et analgésiques.

MODE D'EMPLOI. DOSES. — Il suffit d'administrer 50 centigrammes, quand il faut employer 1 gramme d'antipyrine. On le met en solution dans du vin de Marsala ou tout autre vin analogue.

Phénylpropionique (Acide). — $C^9H^{10}O^2$.

SYN. — Acide hydro-cinnamique β.

PRÉP. — On l'obtient par l'action de l'acide iodhydrique et du phosphore amorphe sur l'acide cinnamique.

PROP. PHYS. — M. Alivia a employé de fortes doses d'acide phénylpropionique (2 — 6 grammes par jour à l'usage interne); il a obtenu ainsi des effets tels que l'abaissement de la température et l'élévation de la pression du sang, quand cette dernière fut tombée au-dessous du degré normal. Dans l'urine on a remarqué une augmentation des sécrétions d'urée et de l'acide phosphorique.

PROP. THÉR. — MM. Klein et Lingard ont fait des expériences concernant l'action désinfectante de cet acide, expériences dont il résulta que des matières infectantes tuberculeuses ont perdu leur action infectante après avoir été plongées dans des dissolutions de 1/2 p. 100 de l'acide phénylpropionique.

Des expériences cliniques, exécutées à l'hôpital de Brompton, fournissent une preuve ultérieure pour l'efficacité de cet acide contre la phtisie.

Doses. — On prescrit cet acide avantageusement en solution alcoolique concentrée (1 : 6), laquelle s'administre à la dose de 10 gouttes, mêlées avec 30 grammes d'eau, 3 fois par jour. Au cours du traitement ces doses seront élevées successivement jusqu'au double.

Phlorhizine. — Formule : $C^2H^{24}O^{10}$.

Desc. — Aiguilles soyeuses, fusible à 100°.

Prép. — Extraite de l'écorce de pommier. On traite la poudre d'écorce de racine de pommier par de l'alcool étendu, la solution décolorée par le noir animal et concentrée ensuite laisse déposer des cristaux de phlorhizine, pendant le refroidissement. Rendement 5 p. 100.

Prop. phys. — Possède la propriété de déterminer un diabète physiologique ou expérimental qui cesse peu de temps après la cessation de son emploi.

Dose. — Une dose de 5 décigrammes par kilogramme d'animal est susceptible de produire cet effet.

Phtalate de morphine. — Desc. — Corps amorphe, incristallisable.

Prép. — On prépare l'acide phtalique en oxydant la naphtaline par l'acide sulfurique et le bichromate de potasse.

M. Bombelon a combiné l'acide phtalique et la morphine. Il doit être préparé avec des produits absolument purs. La morphine doit être reprécipitée plusieurs fois de ses sels cristallisés, pour servir à la combinaison.

Prop. thér. — Convient pour les injections sous-cutanées de morphine; se conserve longtemps et l'acide phtalique n'a pas les inconvénients thérapeutiques des acides minéraux combinés à la morphine.

Mode d'emploi. Doses. — Solution à 2 grammes pour cent, on injecte une seringue Pravaz, soit 2 cent.

Phyllanthus Niruri L. — Syn. — *Yerba de quinino.* Quinine créole.

Desc. — Plante de la famille des Euphorbiacées, qui croît à Porto-Rico, à la Réunion et en Cochinchine.

Prop. thér. — Excellent tonique amer, diurétique et désobstruant. Très réputé comme spécifique des fièvres intermittentes et que l'on peut employer même comme préventif. — Le suc est usité contre les plaies de mauvaise nature et les maladies parasitaires de la peau. — A doses répétées, il est purgatif et convient alors contre les fièvres intermittentes à forme splénique et hépatique.

Mode d'emploi. Doses. — Poudre, à la dose de 4 grammes. — Teinture 1/5, à la dose de 8 grammes, le matin.

Phytolacca decandra L. — Desc. — Plante de la famille des Phytolaccacées, qui croît dans l'Amérique du Nord.

Prop. thér. — La racine est vomitive, purgative et un peu narcotique. Les vomissements sont sans douleurs ni spasmes. Altérant, résolvant, désobstruant, antisyphilitique et antiscorbutique. A l'extérieur, on l'emploie en pommade contre le sycosis et le favus.

Le Dr O'Daniel l'a employé à l'intérieur dans le traitement de l'orchite.

L'extrait, appelé *phytolaccin*, jouit de propriétés cholagogues.

Mode d'emploi. Doses. — Poudre de racine : comme émétique, de 60 centigrammes à 2 grammes ; comme altérant, de 5 à 30 centigrammes. — Extrait fluide, de 10 à 30 gouttes, toutes les 3 ou 4 heures. — Extrait (phytolaccin), de 6 à 25 centigrammes. — A l'extérieur, en pommade, seule ou associée à la belladone.

Picao da praia. — Syn. — *Acanthospermum xanthoides* DC.

Desc. — Plante de la famille des Synanthérées, qui croît au Brésil.

Part. empl. — La plante entière.

Prop. thér. — Elle est tonique et diurétique, employée dans les fièvres intermittentes; c'est un remède populaire contre la gonorrhée. Les graines sont vénéneuses pour les oiseaux.

Mode d'emploi. Doses. — Infusion préparée avec 20 centigrammes de picao pour 15 grammes d'eau pour une dose. On répète cette dose 3 fois par jour.

Picrate d'ammoniaque. — Desc. — Aiguilles jaunes, amères; soluble dans l'eau et peu soluble dans l'alcool; doit être manié avec précaution. Formule $C^6H^2(AzO^2)^3,AzH^4O$.

Prép. — On sature une solution d'acide picrique par du carbonate d'ammoniaque ou de l'ammoniaque. On concentre avec précaution et on fait cristalliser.

Prop. thér. — Antipyrétique et antipériodique, employé par le Dr Clarck et M. Studenezki dans les cas de fièvre intermittente. Il est regardé comme un antipyrétique inférieur à la quinine, et il n'abaisse pas la température autant qu'elle, mais il a l'avantage de ne pas provoquer de troubles gastriques et même, s'il en existe, de les supprimer. Il serait indiqué chez les malades qui sont atteints de la forme apyrétique de la malaria et qui ne sont pas cachectiques. Il faut l'administrer le jour de rémission.

Mode d'emploi. Doses. — En cachets médicamenteux, à la dose de 35 cent. en 24 heures.

Picrotoxine. — Formule $C^{24}H^{14}O^{10}$.

Prép. — Retiré du *Menispermum Cocculus* Gœrt.

On traite à deux reprises les coques du Levant pulvérisées par de l'alcool bouillant, on chasse l'alcool, on passe le résidu par de l'eau contenant un peu d'acétate de plomb qui enlève la matière colorante. On filtre, on élimine le plomb et on évapore la solution, ce qui donne la picrotoxine qu'on purifie par des cristallisations.

Prop. thér. — Employé par Planat contre l'épilepsie et l'alcoolisme chronique, surtout quand l'épilepsie est compliquée d'anémie, de paralysie du larynx ; on l'emploie contre les sueurs nocturnes des phtisiques. Antidote donné dans les empoisonnements par la morphine ou l'asphyxie par le chloroforme. Antagoniste du chloral hydraté.

Mode d'emploi. Doses. — Solution pour injections hypodermiques :

Picrotoxine......................	0^{gr},40
Acide acétique cristallisé...........	1 gramme.
Eau distillée.....................	120 —

Filtrez. Dose de 2 à 12 gouttes.

Pilules de picrotoxine, à la dose de 1 milligramme, 2 à 3 pilules.

Pilocarpine. — Desc. — Alcaloïde retiré du Jaborandi, *Pilocarpus pennatifolius* Lem., de la famille des Rutacées, qui croît au Brésil et dans la République Argentine.

Substance amorphe, visqueuse, peu soluble dans l'eau, très soluble dans l'alcool, l'éther et le chloroforme. Formule : $C^{46}H^{34}Az^{4}O^{8},4HO$.

Elle se combine avec l'acide chlorhydrique et forme

un *chlorhydrate*, cristallisé en longues aiguilles, s'ir-radiant autour d'un centre commun ; soluble dans l'eau, l'alcool et le chloroforme ; insoluble dans l'éther.

L'*acétate* est soluble dans l'eau, l'alcool, le chloroforme, l'éther ; insoluble dans le sulfure de carbone.

A cause de sa stabilité, l'*azotate* est préférable.

Outre la pilocarpine, on trouve dans le jaborandi la *jaborandine* et la *pilocarpidine*.

RÉACTION. — Donne avec l'acide sulfurique une coloration jaune et par addition de bichromate de potasse une coloration vert émeraude.

PROP. PHYS. — Augmente la sécrétion des larmes, de la salive, de la sueur. Produit la contraction rapide de la pupille ; l'action commence au bout de 10 minutes et persiste de 2 à 5 heures. Elle possède un effet narcotique, et est antidote de l'atropine.

PROP. THÉR. — A remplacé l'usage du jaborandi, dont elle possède les propriétés à un degré plus élevé.

On l'emploie en oculistique pour contracter la pupille, dans les cas d'iritis et de glaucome.

Sialagogue, diurétique puissant, employé contre l'urémie. Prescrite avec succès contre le diabète insipide, l'albuminurie puerpérale, les convulsions et l'urémie (Huchard). Stimulant, usité contre les coliques hépatiques, la néphrite aiguë, l'hydropisie, etc.

M. Guéneau de Mussy a obtenu de bons succès dans l'urticaire chronique.

On l'a préconisée avec moins de succès contre l'hydrophobie. Quelquefois employée comme antidote, en cas d'empoisonnement par la belladone et la morphine.

Witkowski considère la pilocarpine presque comme un spécifique dans la jaunisse, au point que, si par un traitement ayant duré de dix à seize jours la jaunisse n'a pas disparu, il conclut à une affection maligne. Chez un malade atteint de jaunisse depuis quatre ans, les injections hypodermiques de pilocarpine (1 centigramme une ou deux fois par jour) continuées pendant trois semaines firent disparaître la jaunisse d'une façon durable, puisque le médecin put observer le malade pendant trois ans. Trente cas furent soumis à ce traitement avec de bons résultats. Quand il y a insuccès, c'est que la jaunisse est accompagnée de tumeur du foie. Mais on peut toujours essayer l'emploi de la pilocarpine quand l'état du cœur le permet.

Le Dr Mac Gowan ayant été appelé près d'un individu qui était empoisonné par la belladone fit une injection de 2 centigrammes de pilocarpine qu'il renouvela cinq heures après, alors que le malade était déjà mieux, et il fit administrer alors du café fort et autres stimulants. Il ne se produisit aucune transpiration à la suite de l'emploi de la pilocarpine.

A l'extérieur, usitée contre le prurigo, l'alopécie, elle a la propriété de faire croître les cheveux qui repoussent noirs dans le cas où ils étaient blonds.

Quelquefois on s'en sert, dans l'ataxie locomotrice, le tétanos traumatique ou rhumatismal, la diphtérie et la syphilis, en injections sous-cutanées.

Mode d'emploi. Doses. — Infusion de la plante, 5 grammes pour 1000. — Extrait aqueux, de 0gr,50 à 1gr,50 dans les 24 heures. — Extrait hydro-alcoolique, de 0gr,25 à 0gr,75, dans les 24 heures. — Teinture 1/5, de 30 à 60 gouttes. — Poudre de feuilles, de 0gr,25 à 3 grammes. — Alcaloïde donné en granules, à la dose de 1 à 2 cent. — En injections sous-cutanées, on fait une solution de 0gr,50 dans 50 grammes d'eau, on injecte 1 c. c. soit 1 cent. — En collyre, solution 15 cent. dans 10 grammes d'eau, on instille une goutte.

Pipéronal. — Syn. — Héliotropine. Formule $C^8H^6O^3$.

Desc. — Aldéhyde correspondant à l'acide pipéronylique. Insoluble dans l'eau, soluble dans l'alcool et l'éther.

Prép. — Obtenu par l'oxydation de la pipérine.

Prop. thér. — Antipyrétique, antiseptique.

Dose. — De 1 à 3 grammes.

Piscidia Erythrina L. — Syn. — *Jamaïca Dogwood.*

Desc. — Arbuste de la famille des Légumineuses, tribu des Dalbergiées, qui croît aux Indes. Doit son nom à la couleur éclatante de sa fleur rouge (ἐρυθρός, rouge) et à l'action stupéfiante qu'elle exerce sur les poissons (Piscidia).

Prop. thér. — Le Dr Landowski a reconnu à cette plante les propriétés sédatives et soporifiques, signalées par le professeur Ott et le Dr Hamilton. Le Dr Landowski s'est servi de l'extrait fluide, préparé par Limousin, en suivant la méthode de la pharmacopée des États-Unis, c'est-à-dire que le poids de l'extrait représente exactement le poids de la substance employée.

Le Dr Hutchison, de Glascow, a employé avec succès l'extrait fluide dans les cas de phtisie, bronchite des mineurs, catarrhe sec, névralgie faciale, insomnie, sciatique et coqueluche. Sédatif dans les névralgies, les migraines, la manie.

Mode d'emploi.] Doses. — Extrait fluide, de 30 à 60 gouttes. — Décoction d'écorce, 4 grammes. — Teinture, 2 à 3 grammes par jour. — Sirop, contenant 1 gramme d'extrait par cuillerée.

Teinture de piscidia erythrina...... 20 grammes.
     —   de viburnum prunifolium. 20   —

préconisé par M. le Dr Huchard, à la dose de 50 gouttes dans les vingt-quatre heures, contre les névralgies.

Plantago hispidula Rz. et P. — Syn. — *Plantago recumbens.*

Desc. — Graines de l'Inde, de la famille des Plantaginées, semblables au Psyllium ; elles sont très légères ; 160 graines pèsent 20 centigrammes et donnent beaucoup de mucilage.

Prop. thér. — Antidiarrhéiques. Employées contre la toux et les rhumes. Mélangées avec le sucre, elles constituent un régal pour les Chinois.

Dose. — 10 grammes de poudre de semences dans de l'eau sucrée.

Plumbago zeylanica L. — Syn. — Dentelaire.

Desc. —Plante de la famille des Plumbaginées, originaire de l'Inde et de Ceylan.

Prop. thér. —A l'état frais, les tiges sont vésicantes et caustiques. — Après dessiccation, elles activent la digestion, provoquent l'appétit et sont utiles contre la diarrhée, les hémorrhoïdes, la dyspepsie et les maladies de peau. On leur a attribué des propriétés abortives. La teinture est un antipériodique et un sudorifique énergique.

Plumieria alba L. — Syn. — Frangipanier. Bois de lait.

Desc. — Plante de la famille des Apocynacées, qui croît aux Antilles.

Prop. thér. — Altérant, dépuratif, purgatif et antisyphilitique. L'écorce agit efficacement dans la blennorrhagie. — Le suc laiteux est toxique et irritant, à la façon du suc des Euphorbiacées.

Mode d'emploi. — On emploie la décoction aux repas, au lieu de boisson ordinaire, à la dose de 1/2 litre par jour.

Podophyllum Emodi. — Desc. — Plante de l'Inde.

Comp. — On a extrait des racines une résine qui paraît avoir le même caractère que celle du *Podophyllum peltatum*. On a examiné cette résine et on a trouvé 56,55 p. 100 de *Podophyllotoxine* et 13,1 p. 100 d'acide podophyllique. On remarque que cette proportion de podophyllotoxine est d'environ 25 p. 100 supérieure à la proportion qu'en renferme la résine de podophylle ordinaire, qui varie de 40 à 45 p. 100; comme d'autre part la racine indienne fournit environ deux fois autant de résine que la racine du *podophyllum peltatum*, la nouvelle drogue paraît devoir être au moins deux fois et demie aussi active que l'ancienne.

Podophyllum peltatum L. — Desc. — Plante de la famille des Berbéridacées, qui croît dans l'Amérique du Nord.

Comp. — Résine appelée *podophylline*. Résine nommée *podophyllotoxine*. Acide podophyllique. Phylloquercétine.

Prop. thér. — Cholagogue et purgatif usité dans la syphilis, le rhumatisme et la scrofule.

Il est un stimulant du foie, il augmente la sécrétion biliaire, chasse les calculs hépatiques. Laxatif et purgatif employé dans la médecine infantile à la dose de 5 centigrammes, qui dans le cas de convulsions est portée à 15 centigrammes.

Poivre d'Australie. — Syn. — *Piper Novæ Hollandiæ.*

Des. — Plante de la famille des Piperacées, qui croît en Australie.

Prop. thér. — Tonique, stimulant, recommandé par le Dr Bancroft dans la blennorrhagie et le flux muqueux. A l'extérieur, employé comme rubéfiant.

13.

Polygonum Hydropiper L. — SYN. — Persicaire.

DESC. — Plante de la famille des Polygonacées, qui croît en Europe, dans les marais.

PROP. THÉR. — Emménagogue. Étudié par le professeur Eberle, qui dit que c'est un des meilleurs emménagogues et abortifs. L'extrait fluide a déterminé, chez les animaux, des avortements.

MODE D'EMPLOI. DOSES. — Extrait fluide, préparé à froid, 5 à 30 gouttes, 3 à 4 fois par jour.

Polypodium adiantiforme. — SYN. — *Calaguala*.

DESC. — Plante de la famille des Fougères, qui croît dans l'Amérique du Sud.

PROP. THÉR. — Le Dr Amadeo l'a employée avec succès contre les accidents secondaires et tertiaires de la syphilis. La décoction calme les douleurs ostéocopes ; le traitement doit être poursuivi pendant un ou deux mois.

MODE D'EMPLOI. DOSES. — Décoction ou infusion, à la dose de 30 grammes pour 500 grammes d'eau, à prendre en un jour.

Pongamia glabra Vent. — DESC. — Arbre de la famille des Légumineuses Déalbergiées, qui croît dans l'Inde, en Chine et en Australie.

PROP. THÉR. — L'huile est usitée contre la gale, l'herpès et les autres maladies de la peau, le rhumatisme. Gibson prétend qu'il ne connaît aucune plante ayant des propriétés plus marquées dans le traitement de ces maladies. Dymock dit que cette huile présente tous les avantages de l'iodoforme et de la poudre de Goa, sans en avoir les inconvénients, et qu'elle réussit contre la lèpre et le pityriasis.

Psoralea corylifolia L. — SYN. — Bauchée.

Desc. — Plante de la famille des Légumineuses, originaire de l'Inde.

Prop. thér. — Les graines sont stomachiques et désobstruantes; on fait usage avec succès de l'oléorésine de graines contre la lèpre, l'éléphantiasis et les diverses maladies de peau, surtout contre les éruptions écailleuses.

Ptychotis Ajowan D.C. — Desc. — Plante de la famille des Ombellifères, qui croît dans l'Inde, la Perse et l'Égypte.

Comp. — Contient du thymol et du cymène.

Prop. bact. — Puissant antiseptique.

Prop. thér. — Employée localement, comme embrocation stimulante, dans les rhumatismes; on en fait usage contre les flatuosités, la diarrhée, la colique, la dyspepsie atonique. Tonique, carminatif, antirhumatismal.

Mode d'emploi. Doses. — Macération (10 pour 100 gr. d'eau), de 30 à 60. — Huile de graines, de 1 à 3 gouttes sur du sucre.

Pyoktanin. — Syn. — Pyoktanines. Proctène et Bactérioktène; de πῦον, pus; κτείνειν ou κτενειν, tuer.

Desc. — Couleurs d'aniline préparées par M. E. Merck (violet de méthyle, auramine).

Prop. bact. — Le professeur Stilling de Strasbourg a étudié l'action antibactérienne des couleurs d'aniline. Dans les recherches qu'il a faites avec le Dr Vortmann, il s'est servi du violet de méthyle. Dans une solution au millième, la viande se conserve plus de six jours à la température de 25° sans qu'il se développe de bactéries.

Dans une solution à 1 gramme pour 3000 grammes d'eau renfermant de l'extrait de viande et du sucre, il ne se forme pas de Penicillium glaucum. Les bactéries du pus sont tuées par le contact d'une solution à 1 gramme pour 64,000 grammes d'eau.

Prop. thér. — Ces auteurs ont obtenu les meilleurs résultats de l'application de ce corps à la chirurgie et à l'oculistique pour le traitement des plaies et ulcérations. Il serait, d'après eux, un produit supérieur au sublimé. Ils ont expérimenté un pyoktanin bleu pour les usages chirurgicaux, et un pyoktanin jaune (auramine) pour l'oculistique. Ils ne sont pas toxiques ; ils sont inodores et cicatrisants.

M. Bresgen a essayé la pyoctanine dans 18 cas de cautérisations nasales pour influencer favorablement l'inflammation et la suppuration post-opératoires.

La pyoctanine bleue sous forme de tablette fut employée en solution de 2 : 1000. Immédiatement après la cautérisation on badigeonnait la muqueuse avec de l'ouate imbibée de cette solution.

Le résultat de ce traitement consistait dans une diminution de l'inflammation et des douleurs, et la sécrétion purulente fut diminuée.

Usité contre la blennorhagie en solution à la dose de 1 p. 100 en injections.

Mode d'emploi. Doses. — Poudre. — Pommade de 1 à 2 p. 100. — Coton et gaze à 1 p. 100.

Inconvénients. — Ils colorent la peau, mais on peut faire disparaître les taches par une solution d'hypochlorite de soude ou par de la teinture de savon.

Pyridine. — Formule C^5H^5Az.

Desc. — Liquide mobile, incolore, à odeur empyreumatique, miscible à l'eau. Bout à 116°. — Réaction alcaline.

Prép. — Triamine obtenue de l'huile animale de Dippel par fractionnement, en recueillant ce qui passe entre 115° et 116°.

Prop. thér. — Combat l'asthme et la dyspnée. On

l'a aussi préconisé comme calmant dans l'angine de poitrine et l'anévrisme.

Dose. — En inhalations. De 10 à 25 gouttes par inhalation ; on l'applique sur un mouchoir ou au fond d'un verre, on l'inhale pendant quelques minutes et les mouvements respiratoires sont plus réguliers.

Pyrodine. — Syn. — Acétylphénylhydrazine.

Desc. — Médicament dont le principal élément serait l'acétylphénylhydrazine (C^6H^5 — AzH^2 — C^2H^3O). C'est une poudre blanche cristalline, difficilement soluble dans l'eau froide.

Prop. thér. — Le Dr Dreschfeld, de Manchester, l'a administrée dans différentes formes de fièvres. Il conclut que ce composé est un antipyrétique énergique, spécialement applicable aux cas de pneumonie, de scarlatine et de fièvre typhoïde, abaissant rapidement la température, la maintenant à un niveau peu élevé pendant plusieurs heures et provoquant une transpiration marquée, sans nausées, vomissements ni collapsus.

Mode d'emploi. Doses. — En cachets de 5 centigrammes, à prendre un premier une heure avant l'accès de fièvre, un second quatre heures après. Dose maximum quotidienne, 10 centigrammes. Administré à doses répétées et à de courts intervalles, il manifeste aisément des symptômes toxiques, par hémoglobinémie. Pour cette raison, on ne doit le donner, à moins d'une élévation exceptionnelle de la température, qu'une fois par dix-huit ou vingt-quatre heures, et il n'est pas bon d'en continuer l'usage plus de quelques jours. Mais, d'autre part, comme la pyrodine est un antipyrétique beaucoup plus actif que l'antipyrine, l'antifébrine ou la phénacétine, il est rarement nécessaire d'en donner plus d'une dose en douze ou dix-huit heures : 15 à 20 centigrammes pour les enfants, 40 à 60 centigrammes pour les adultes.

Quebracho. — Syn. — *Aspidosperma quebracho*.

Desc. — Arbre de la famille des Apocynacées, qui croît au Chili.

Comp. — Contient du tannin en grande quantité, un alcaloïde, l'*aspidospermine* $C^{44}H^{28}Az^2O^4$. Les sels sont solubles dans l'eau. Elle contient deux sucres, la *québrachite* $C^{14}H^{14}O^{12}$ et l'*inosite* lévogyre (Tanret).

L'alcaloïde, soluble dans l'alcool et l'éther, peu soluble dans l'eau, possède le goût, l'action physiologique et presque la composition de la quinine.

Part. emp. — Les racines.

Prop. thér. — Fébrifuge et tonique, au même degré que le quinquina. Usité dans les maladies des voies respiratoires, agit comme antipyrétique dans la dyspnée; son action est bonne dans l'emphysème, la bronchite et la pleurésie. La teinture hâte la cicatrisation des plaies et des brûlures, elle empêche l'inflammation et la formation du pus.

Prop. phys. — Tous les alcaloïdes du Québracho sont toxiques; ceux qui le sont le plus sont la *québrachine* et l'*hypoquébrachine*, qui agissent sur la motilité et produisent des convulsions et de la paralysie. L'*aspidospermine pure* est la moins toxique.

Prop. thér. — MM. Huchard et Eloy ont signalé ses propriétés antithermiques; d'autres ont vanté ses effets dans les affections pulmonaires, contre la dyspnée, quand elle est d'origine fonctionnelle.

Tous les alcaloïdes du Québracho provoquent l'hypersécrétion des reins, des glandes intestinales et salivaires; tous sont antithermiques, mais c'est la *québrachine* qui jouit de cette propriété au plus haut degré.

L'*aspidospermine pure*, seule, est antidyspnéique.

Mode d'emploi. Doses. — Poudre d'écorce, à la dose de 30 à 50 centigrammes par jour; teinture (à 1 p. 5) à la dose de 2 à 4 gr.; extrait fluide à la même dose que la poudre.

Aspidospermine pure, à la dose de 5 à 10 centigrammes par jour; souvent on l'administre par voie hypodermique, et on injecte alors une seringue (1 gramme) d'une solution de chlorhydrate d'aspidospermine contenant 50 centigrammes de ce sel pour 10 grammes d'eau.

Mode d'emploi. Doses. — Écorce de la racine, en prises ou cachets, 4gr,50 par jour. — Extrait fluide, 4 grammes. — Teinture 1/5, de 2 à 8 grammes.

Quinine (Albuminate de). — Desc. — Corps amorphe, blanc, très amer, de réaction alcaline, soluble dans l'eau, l'alcool, les acides dilués.

Comp. — Contient 54 parties de quinine et 46 parties d'albumine hydratée.

Prép. — Obtenu par M. G. Tarozzi en faisant réagir par double décomposition le sulfate de quinine sur l'albuminate de soude.

Prop. thér. — Ce sel mérite une mention spéciale d'abord par la nature de ses composants azotés et par sa remarquable propriété de ne pas se décomposer en présence des alcalis. Il ne se décompose pas dans l'économie comme les autres sels de quinine.

Quinine (Borate amorphe de). — Desc. — Poudre presque cristalline, de couleur jaune d'ambre, d'odeur prononcée, non désagréable, de goût amer, mais moins que le chlorhydrate de quinine. Se dissout dans partie à peu près égale d'eau.

Prop. thér. — L'absorption quotidienne de 0gr,50 à 1 gramme, pendant des semaines, ne provoque jamais de phénomènes fâcheux sur aucune partie du tube digestif; elle abaisse lentement et graduellement la température.

Doses. — Se donne par doses de $0^{gr},50$ à 1 gramme, répétées toutes les demi-heures ou toutes les heures, de façon à en faire prendre au maximum 3 grammes, dans l'espace de deux à quatre heures. — Pourrait être donné en injections hypodermiques.

Quinine (Lactate de). — Le lactate de quinine du commerce ne répond pas aux conditions de solubilité indiquées dans le Codex (soluble dans 3 parties d'eau); à peine peut-il être dissous dans dix fois son poids d'eau. Cette insolubilité relative a fait abandonner son usage en injections hypodermiques.

Prép. — Par un tour de main ingénieux, M. P. Vigier prépare une solution à 1/5, qui se conserve bien et permettra au médecin de revenir sur un abandon regrettable. Voici la formule de M. Vigier :

Sulfate de quinine	$21^{gr},65$
Eau distillée	400
Acide sulfurique dilué au 10^e	25

Dissolvez et précipitez par un excès d'ammoniaque, environ 20 grammes; filtrez; lavez le précipité avec de l'eau distillée et introduisez-le dans une capsule tarée avec environ 5 grammes d'acide lactique; ajoutez 100 grammes d'eau distillée chaude (80° environ), afin d'obtenir la transparence du liquide et arriver à sa neutralisation; évaporez au bain-marie jusqu'à réduction à 100 grammes, laissez refroidir, filtrez et conservez dans un flacon bouché à l'émeri paraffiné.

Doses. — 5 grammes de solution contiennent 1 gramme de lactate de quinine, calculé d'après les équivalents chimiques; chaque seringue contient donc 20 centigrammes de sel quinique neutre.

Quinine (Sulfovinate basique de). — Formule $C^{40}H^{24}Az^2O^4$; C^4H^5O $2SO^3$.

Desc. — Ce sel se présente sous l'aspect d'une masse blanche et cristalline. Il contient à peu près la même proportion d'alcaloïde que le sulfate basique des pharmacies, c'est-à-dire environ 72 p. 100 de quinine.

Prép. — On prend 10 grammes de sulfate de quinine ordinaire, qu'on délaye dans un mortier avec une petite quantité d'eau pour bien le diviser dans le liquide. On fait à chaud une dissolution de 5 grammes de sulfovinate de baryte dans 150 grammes d'eau environ. On verse la bouillie de sulfate de quinine dans la solution du sel de baryte par portion et en agitant. Après un certain temps de contact, on filtre pour séparer le dépôt de sulfate de baryte qui résulte de la double décomposition et on commence l'évaporation de la liqueur au bain-marie, après avoir constaté qu'il n'y reste plus de traces du sel de baryte. On achève la dessiccation sous une cloche, en présence du chlorure de calcium desséché. On a 8 grammes de sel.

Quinine (Sulfovinate neutre de). — Formule $C^{40}H^{24}Az^2O^4$, $2C^4H^5O$, $2SO^3HO$.

Desc. — Très soluble et facilement déliquescent à l'air humide. Il contient moins de quinine que le sel basique, puisqu'il est constitué par deux équivalents d'acide sulfovinique pour un seul d'alcaloïde. Il contient 56,25 pour 100 d'alcaloïde.

Prép. — On précipite le bisulfate de quinine ou sulfate de quinine ordinaire des pharmacies, acidulé par quantité suffisante d'acide sulfurique, par une dissolution de sulfovinate de baryte; on opère de la même manière que ci-dessus.

PROP. THÉR. — Les injections ont été employées pour la première fois par le Dr Constantin Paul, qui a constaté leur efficacité et leur supériorité sur les injections de sulfate de quinine. M. Jaillard, professeur à l'École de médecine d'Alger, a vulgarisé l'emploi de ces injections en Algérie, où elles rendent de grands services pour le traitement des fièvres paludéennes, si pernicieuses et si tenaces qu'elles résistent souvent à l'administration de sulfate de quinine, pris sous forme de pilules ou de solution.

MODE D'EMPLOI. DOSE. — Injections hypodermiques :

> Sulfovinate de quinine...................... 1 gr.
> Eau distillée............................... 9

Un gramme de cette solution représente 10 centigrammes de sulfovinate de quinine. (Constantin Paul.)

Rauwolfia canescens L. — DESC. — Plante de la famille des Apocynacées, qui croît aux Antilles.

PROP. THÉR. — Le suc est très vénéneux et absorbé, il produit l'inflammation du canal intestinal. Mélangé avec de l'huile de ricin, l'extrait d'écorce est employé avec succès pour guérir les affections parasitaires de la peau. L'infusion d'écorce est utile dans les ulcérations de la syphilis.

Résine de Kaori. — DESC. — Cette résine provient d'une conifère, le *Dammara australis* Don., originaire de la Nouvelle-Zélande et de la Nouvelle-Calédonie. Elle est employée pour la préparation des vernis et on en distingue deux sortes : l'une, fossile, qui est plus appréciée dans le commerce ; l'autre, que l'on récolte sur l'arbre, qui est soluble dans l'alcool à 90°, et l'éther, et à peine soluble dans l'essence de térébenthine.

COMP. — L'étude chimique a été faite par Thomson en Angleterre, Dulk en Allemagne, et H. Bocquillon en France. Ils ont trouvé, par distillation sèche, une essence appelée *dammarol* par Thomson et *dammarylène* par Bocquillon, formule $C^{40}H^{28}O^3$ ou $C^{45}H^{36}$. Il reste une résine acide, *acidé dammarique*, $C^{40}H^{30}O^6$, formant des sels transparents cristallisés, et une résine neutre, le *dammaryle* de Dulk, carbure d'hydrogène ayant pour formule $C^{45}H^{12}$.

Prop. thér. — Préconisée par M. le Dr Forné dans les affections cutanées, où elle peut remplacer le collodion et la traumaticine.

Donnée à l'intérieur, elle aurait aussi une action favorable contre le catarrhe vésical.

La solution alcoolique, sirupeuse, d'odeur agréable, peut remplacer le collodion dans le pansement des plaies, et la teinture de benjoin dans le pansement de la carie dentaire.

La solution de cette résine dans son essence peut être employée pour les préparations histologiques, comme le baume de Canada.

Résorcine. — Formule $C^6H^6O^2$.

Prép. — On l'obtient en faisant agir la potasse en fusion sur le galbanum, la gomme ammoniaque. On l'obtient en dissolvant la benzine chlorée dans l'acide sulfurique; on forme le sel de potassium qu'on traite par la potasse, puis par l'acide chlorhydrique.

Prop. thér. — Antiputride, antifermentescible, coagule les liquides albumineux de la fibrine à l'intérieur.

Le Dr Leblond a trouvé que cette substance contribuait puissamment à dissocier les fausses membranes, et il a obtenu la guérison dans des cas où d'autres traitements avaient échoué.

Le Dr Moncorvo (de Rio-Janeiro) se loue beaucoup de l'emploi de cette substance dans la coqueluche. Il reconnaît la nature parasitaire de cette maladie, qui serait due à la présence de micrococci, proliférant, en nombre prodigieux, sur la muqueuse qui tapisse la région sus-glottique du larynx. Dans tous les cas où la résorcine a été appliquée directement, elle a réussi à faire décroître rapidement le nombre des quintes et leur intensité, amenant la guérison dans un délai de 20 jours à 1 mois.

Elle possède des propriétés antivomitives.

MODE D'EMPLOI. DOSES. — Badigeonnages avec la solution suivante :

    Résorcine chimiquement pure........   1 gramme.
    Eau distillée ou glycérine..........   15   —

Se servir d'un pinceau courbe à longue hampe. Un badigeonnage, toutes les heures, jour et nuit. — A l'intérieur, de 2 jusqu'à 4 grammes.

Rhamnus Alaternus L. — DESC. — Plante de la famille des Rhamnées, qui naît dans l'Amérique du Nord.

PROP. THÉR. — Supprime ou diminue la sécrétion lactée; on la prescrit aussi contre les fièvres intermittentes.

MODE D'EMPLOI. DOSES. — Infusion, de 2 à 3 grammes dans 150 grammes d'eau.

Rhamnus catharticus L. — SYN. — Nerprun, Noirprun ou Bourguépine.

DESC. — Plante de la famille des Rhamnées, qui croît en Europe et dans l'Amérique du Nord.

PART. EMPL. — L'écorce.

PROP. THÉR. — Outre les propriétés purgatives de l'écorce, qui est connue, les paysans de la Russie méridionale ont l'habitude de combattre le mal de dents par les gargarismes avec une décoction d'écorce. D'après le Dr Gretschinsky, des gargarismes avec cette décoction répétés toutes les cinq minutes, ont fait disparaître la douleur après une demi-heure, mais il reste une sensation de prurit et de souffrance sourde. Pour obtenir la cessation complète de la douleur, il faut mettre dans la dent malade un morceau d'ouate imbibée de cette décoction. Le **résultat** est bon, surtout quand il s'agit d'une pulpite.

MODE D'EMPLOI. — Décoction :

Écorce.............................. 100 parties.
Eau bouillante .... q. s.

Après clarification, il reste 200 parties de liquide, auxquelles l'on ajoute encore 10 parties d'alcool.

Rhamnus coriaceus N. v. E. — PROP. PHYS. — L'écorce mâchée produit la salivation avec chaleur à la bouche. Cette sensation est suivie de picotements non désagréables ; son goût est amer et acidulé.

PROP. THÉR. — Tonique et purgatif léger ; à hautes doses, il est cathartique, mais sans action violente.

MODE D'EMPLOI. DOSES. — Extrait fluide, de 1 à 7 grammes, une à deux fois par jour.

Rhinacanthus communis Nees. — DESC. — Plante de la famille des Acanthacées, qui croit dans l'Inde et au Japon.

COMP. — Le principe actif est la *rhinacanthine* $C^{14}H^{18}O^{4}$.

PROP. THÉR. — C'est un remède siamois d'une efficacité certaine, contre les dartres, les excroissances dures de la peau, l'impétigo, l'eczéma et les autres maladies de la peau.

MODE D'EMPLOI. — Extrait dissous dans un peu d'alcool et appliqué sur les parties malades, après qu'elles ont été lavées longuement à l'eau chaude.

Rhus aromatica Ait. — SYN. — Sumac odorant.

Desc. — Arbuste de la famille des Térébinthacées, originaire de l'Amérique septentrionale.

Prop. thér. — Aux États-Unis, on en fait usage contre le diabète. Il agit comme excitant de la fibre musculaire de la vessie et de l'utérus. Le Dr Unna le recommande comme spécifique dans l'incontinence d'urine des enfants. On l'emploie aussi contre la ménorrhagie, les hémorrhagies, les sueurs et la diarrhée des phtisiques.

Mode d'emploi. Doses. — Extrait mou, de 15 à 60 centigrammes, matin et soir. — Extrait fluide, 3 grammes. — Poudre de plante, 2^{gr},50, par jour.

Ricine. — Substance albuminoïde, extraite par l'uson du *Ricinus communis*. L. Formule $C^{24}H^{32}AzO^2$.

Prop. phys. — Introduite dans l'économie par la voie hypodermique ou par injection intra-veineuse, la ricine détermine la production d'hémorrhagies multiples à la surface de la muqueuse intestinale, d'abord au niveau de l'intestin grêle et secondairement dans l'estomac et le gros intestin. La dose toxique pour un homme du poids de 75 kilos est de 6 milligrammes en injection hypodermique et de 6 centigrammes par les voies digestives. L'action physiologique porte principalement sur le sang. Sur du sang défibriné, elle provoque une sorte de fonte des globules rouges qui lui donne l'aspect d'un caillot ordinaire : mise en contact avec le sang fraîchement extrait des veines, elle en détermine la coagulation immédiate.

Rosinol. — Syn. — Rétinol. Résinol. Huile de résine.
Desc. — Huile d'un jaune clair analogue d'aspect à l'huile d'amandes douces, d'une saveur et d'une odeur faibles et spéciales, non saponifiable, et offrant par elle-même une réaction tout à fait neutre. La formule brute de la composition du rosinol est $C^{35}H^{16}$.

Prép. — Les produits de la distillation de la résine comprennent trois principes : 1° une huile essentielle, que les Anglais appellent *vive essence*; 2° une huile plus lourde, qui est le rosinol; et 3° le goudron.

Comp. — Contient, par suite de son origine et de sa préparation, différents corps tels que térébène, colophane, résine modifiée, crésylol, acide phénique, créosote.

Prop. thér. — Employé comme antiseptique, tonique, isolant, modificateur et cicatrisant, il comporte de nombreuses applications.

Il offre à la chirurgie un précieux agent, soit en applications topiques, soit en injections ou introductions à l'aide de charpie. Appliqué au moyen de tampons dans la vaginite et les métrites, il constitue en quelque sorte le spécifique de ces affections. On le fait servir à la façon des huiles, cérat, pommades, vaseline, etc., dans un grand nombre de cas, tels que brûlures, hémorrhoïdes, affections de la peau, etc.

On l'a administré par cuillerées dans les fièvres putrides. Il est indiqué aussi comme anticatarrhal général et alors sous forme de capsules. On l'emploie avec succès dans le traitement des rhumes, bronchites, laryngites, etc. En Amérique, on le donne en capsules, contre la blennorrhagie.

On l'emploie comme excipient et dissolvant pour l'huile de cade, le salol, le naphtol camphré, le baume du Pérou.

Mode d'emploi. Doses. — Usage interne, en capsules de 0,50, à la dose de 4 à 6 par jour. — Usage externe, en application sur tampon ou en émulsion.

Rubus Chamœmorus L. —Syn.—Framboise jaune.
Desc. —Plante de la famille des Rosacées, qui croît en Russie et au Canada.
Comp. — Le professeur S. Popoff en a retiré un

acide sous forme d'une poudre incolore, peu soluble dans l'eau, bien soluble dans l'alcool qui donne, avec les bases, des sels cristallisés, très solubles dans l'eau. Cet acide est le principe actif de la plante.

Pour obtenir cet acide à l'état de pureté, Popoff conseille de traiter les baies desséchées avec de l'alcool chaud, légèrement acidulé par l'acide chlorhydrique. On filtre ensuite et on laisse passer l'alcool à travers du charbon animal. On ajoute de l'eau distillée à l'alcool refroidi, et l'acide se dépose sous forme de petits flocons. Popoff n'a pas trouvé d'alcaloïde dans cette plante.

Prop. phys. — Il agit sur le rein même, sans modifier les battements du cœur ni la pression sanguine.

Prop. thér. — Dans le nord de la Russie, le peuple s'en sert comme d'un excellent diurétique et sudorifique.

Le Dr Frinkowski a le premier signalé ses effets diurétiques. Le professeur S. Popoff a, de son côté, vanté les effets diurétiques des décoctions et des extraits préparés avec la plante fraîche.

Mode d'emploi. — On prépare des infusions avec les baies, les fleurs et même avec les feuilles.

Rumex crispus L. — Desc. — Plante de la famille des Polygonacées, qui croît dans l'Amérique du Nord.

Comp. — Le principe actif est la *rumicine*.

Prop. thér. — Dépuratif, altérant et tonique, très vanté dans le traitement de l'obésité.

Mode d'emploi. Doses. — Teinture, 1/10 de 5 à 20 gouttes. — Rumicine, de 1 à 2 centigrammes.

Sabattia angularis Pursh. — Syn. — *Chironia angularis* Mich.

Desc. — Plante de la famille des Gentianées, qui croît aux États-Unis.

Comp. — Contient de l'érythrocentaurine (Huntker).

PROP. THÉR. — Tonique très amer, non astringent, d'un emploi populaire contre les fièvres intermittentes et rémittentes. Elle excite l'appétit et favorise la digestion.

MODE D'EMPLOI. DOSES. — Plante pulvérisée, de 2 à 4 grammes. — Infusion 30 grammes pour 100 grammes d'eau, à la dose de 30 à 60 grammes.

Saccharine. — SYN. — Acide anhydro-sulfamido-benzoïque. La saccharine a été découverte en 1879 par M. Fahlberg, chimiste à New-York.

DESC. — Peu soluble dans l'eau, elle a une réaction acide, décompose les carbonates, n'agit pas sur la lumière polarisée, se transforme facilement en acide saliyclique et n'a pas le caractère essentiel du sucre, de produire de l'alcool par la fermentation.

PRÉP. — On prend du toluène que l'on transforme à l'aide de l'acide sulfurique à 66° en acide sulfoconjugué. On sature avec de la chaux, de façon à obtenir des sulfotoluates de chaux. On transforme en sel alcalin par addition de carbonate de soude. On sépare par la filtration le sel de soude formé, on le fait dessécher. On traite ce sel par du pentachlorure de phosphore sec. On obtient alors deux sulfochlorures de toluène, l'un soluble, l'autre liquide. Ce dernier seul doit donner de la saccharine.

Le chlorure liquide formé est parfaitement lavé, refroidi dans la glace, essoré et transformé en sulfamide de toluène à l'aide du carbonate d'ammoniaque et de la chaleur. L'acide carbonique se dégage et il reste du chlorure de sodium et du sulfamide de toluol. Le résidu, additionné d'eau, est amené à l'état de bouillie épaisse et passé au filtre-presse ; le chlorure de sodium est éliminé par des lavages et il ne reste que de l'amide, qui est à peu près insoluble

et que l'on sèche par des appareils à force centri-
fuge. Il reste à transformer par oxydation l'amide en
sel de saccharine et ce dernier en saccharine pure.
La première opération se fait par l'action combinée
d'un permanganate alcalin et du peroxyde de plomb.
On obtient comme produit le sel de saccharine correspondant au permanganate, un alcali libre ou à
l'état de carbonate et un peroxyde de manganèse
hydraté à un état de division extrême. Il ne reste
plus qu'à précipiter la saccharine de sa combinaison
saline, ce que l'on obtient au moyen de l'acide chlorhydrique ou de l'acide sulfurique, et à faire cristalliser dans l'eau la saccharine que l'on obtient ainsi
parfaitement pure.

Prop. phys. — D'après MM. Adeno et Masso, la
saccharine est inoffensive, elle passe dans les urines
sans modification, elle ne passe ni dans le lait, ni
dans la salive; introduite sous la peau, elle est absorbée. Salkowski est arrivé aux mêmes résultats,
mais le Dr Worms a prouvé que la saccharine ne
convient pas à tous les estomacs. Les accidents qu'on
lui attribue pourraient tenir soit à son impureté, soit
à une action antifermentescible qui suspend le pouvoir digestif des sucs gastriques et pancréatiques;
enfin, à la perméabilité ou à la non-perméabilité des
reins. En cela, la saccharine ressemblerait à l'acide
salicylique. Ces deux substances, très voisines l'une
de l'autre, paraissent offrir des dangers quand elles
sont ingérées par les malades dont les reins ne sont
pas en bon état.

Les gouvernements français et espagnol ont in-
terdit l'addition de la saccharine dans les aliments,
tandis que la Suisse, l'Angleterre et l'Autriche n'y
voient aucun inconvénient.

Prop. thér. — Ses propriétés sucrantes et son inac-
tivité sur le foie l'indiquent pour sucrer les mets ou

les tisanes des diabétiques. On l'utilise aussi dans l'obésité, pour combattre l'embonpoint et faire maigrir.

PROP. BACT. — Ses propriétés antiseptiques la font utiliser dans l'antisepsie stomacale et intestinale, et dans le lavage de la vessie. M. le Dr Constantin Paul a déterminé son pouvoir antiseptique et a démontré qu'elle empêchait le développement du microbe de la fièvre purulente, de l'érysipèle et de la blennorrhagie.

MODE D'EMPLOI. — En tablettes, paquets de 5 centigrammes. — En injections, contre la gonorrhée et la cystite.

DOSE. — De 5 centigrammes pour sucrer une tasse de tisane; se prescrit avec son poids de bicarbonate de soude.

Saccharure de caséine. — DESC. — Mélange de 1 partie de caséine sèche et de 9 parties de sucre, alcalinisé par le bicarbonate de soude.

PROP. THÉR. — Recommandé par Léger pour la préparation des émulsions d'huiles, d'essences, de baumes et de térébenthines. Il émulsionne aussi les résines, les gommes-résines et leurs teintures.

Safrol. — Formule $C^{20}H^{10}O^4$.

DESC. — Forme les neuf dixièmes de l'essence de sassafras, se solidifie à 10°. Densité 1,11, il bout à 223°.

PROP. THÉR. — Usité dans le rhumatisme subaigu pour calmer et faire cesser la crise. Sédatif cardiaque et diurétique. Antidote de la jusquiame et de la nicotine.

DOSE. — De 20 à 30 gouttes.

Salicylate de lithine. — DESC. — Poudre cristalline, se teintant en rose au contact de l'eau, de la lumière; très soluble dans l'eau.

Prép. — On l'obtient en saturant à chaud une solution d'acide salicylique par du carbonate de lithine.

Prop. thér. — Il est surtout préconisé dans les cas où les articulations restent gênées dans leurs mouvements et douloureuses après l'emploi du salicylate de soude, dans le rhumatisme subaigu progressif, dans le rhumatisme articulaire chronique primitif.

Mode d'emploi. Doses. — Cachets. — Potion. — Élixir. — Solution, au milieu ou à la fin du repas.

D'après Vulpian, la dose active est de 4 grammes pour les adultes. Au-dessous de cette dose, on n'obtient pas d'effet appréciable.

Salicylbromanilide. — Syn. — Antinervine. Salbromalide.

Desc. — Poudre blanche cristalline, inodore, d'une saveur acidule non désagréable, facilement soluble dans l'alcool, l'éther et l'eau chaude, moins soluble dans l'eau froide (additionnée d'une petite quantité d'acide chlorhydrique ou bien de soude caustique).

Comp. — Aux États-Unis ce corps est préparé par la combinaison d'acétanilide bromée et de salicylanilide, tandis qu'en Allemagne ce produit ne serait qu'un mélange de bromure d'ammonium, d'acide salicylique et d'acétanilide.

Prop. thér. — D'après M. le Dr C.-S. Bradfute, de Philadelphie, la salbromalide posséderait à la fois les propriétés de l'acide salicylique, de l'acétanilide et des bromures, et pourrait ainsi rendre des services en qualité de médicament antithermique, analgésique et nervin. Des expériences sur les animaux lui ayant montré que l'action physiologique de la salbromalide consiste surtout dans une diminution de la pression intravasculaire, il en a conclu qu'elle est indiquée dans les troubles fonctionnels de l'appareil circulatoire avec augmentation de la pression intra-artérielle, et dans les états d'irritation aiguë chez les individus de constitution robuste.

M. Bradfute n'a eu, jusqu'ici, l'occasion d'essayer la salbromalide que chez quatre malades (angine de poitrine, fièvre typhoïde, douleurs névralgiques dans les bras, rhumatisme articulaire) avec succès.

Mode d'emploi. Doses. — En cachets, soit aux doses fractionnées de 18 centigrammes à 30 centigrammes, répétées toutes les deux ou trois heures, soit en une prise unique de 40 centigrammes à 60 centigrammes.

Salinaphtol. — Syn. — Salicylate de Naphtol. Formule $C^{20}H^8(C^{14}H^6O^6)$.

Desc. — Corps solide, blanc, insoluble dans l'eau, ne possédant ni odeur, ni saveur.

Prép. — On combine l'acide salicylique et le naphtol β, de la même manière que le Salol (Voir ce mot).

Prop. phys. — Se dédouble dans l'intestin seulement en ses composants sous l'influence du suc intestinal; se retrouve dans l'urine sous forme d'acide salicylurique.

Prop. thér. — Etudié par Kobert et Lépine qui lui ont reconnu des propriétés antipyrétiques, antirhumatismales et antiseptiques. Proposé pour remplacer le salol et mieux supporté dans le rhumatisme articulaire aigu. Il ne fatigue pas l'estomac et n'occasionne ni céphalalgie, ni bourdonnements d'oreilles.

Mode d'emploi. Doses. — En cachets, à la dose de 30 à 50 centigrammes, quatre fois par jour.

Salipyrine. — Formule $C^{22}H^{12}Az^2O^2.C^{14}H^6O^6$.

Desc. — Elle cristallise de ses solutions alcooliques en lames hexagonales qui fondent à 91°,5. Elle est soluble dans l'alcool et le benzol, peu soluble dans l'éther et à peine soluble dans l'eau. L'eau bouillante en dissout 4,4 p. 100 et l'eau froide 0,4 seulement. Chauffée avec l'acide sulfurique dilué, elle donne de l'acide salicylique et, avec la soude, de l'antipyrine.

PRÉP. — Préparée pour la première fois par Lüttke, qui l'obtient en chauffant au bain-marie poids moléculaires égaux d'acide salicylique et d'antipyrine et ajoutant ou non un peu d'eau. Les deux composants fondent et donnent ainsi naissance à une huile qui cristallise par refroidissement. On purifie par cristallisation dans l'alcool.

On la prépare aussi en agitant une solution aqueuse d'antipyrine avec une solution éthérée d'acide salicylique; la salipyrine se sépare lentement en beaux cristaux.

On obtient encore de très beaux cristaux en mélangeant une solution pas trop concentrée d'antipyrine dans le chloroforme avec une solution éthérée d'acide salicylique.

PROP. THÉR. — Préconisé par le professeur Spica comme antipyrétique et agissant avec succès contre le rhumatisme articulaire aigu.

Le Dr von Monsengeil avait remarqué que dans de nombreux cas d'influenza les malades ne présentaient aucune élévation de température et que lorsque à ces malades on ordonnait l'antipyrine il se produisait de l'abattement et de la dépression. M. von Monsengeil trouva que dans les cas d'influenza sans fièvre, le vrai spécifique est la salipyrine. Il l'essaya sur beaucoup de malades et toujours avec succès, et sans avoir aucun des inconvénients que produisaient l'antipyrine ou la quinine. De même il a employé la salipyrine dans tous les cas de catarrhes de nature infectieuse comme catarrhes de la muqueuse nasale ou les soi-disant refroidissements. Dans tous ces états maladifs la salipyrine lui a paru le spécifique par excellence.

D'après le Dr Guttmann la salipyrine trouve son emploi dans le rhumatisme chronique et les névralgies. Certains malades en ont absorbé plus de 100 grammes en plusieurs jours sans en éprouver d'inconvénients. Cependant, dans un cas, la salipyrine a déterminé l'apparition d'un exanthème analogue à ceux que provoque l'antipyrine.

Mode d'emploi. Doses. — Cachets, à la dose de 50 centigrammes à 2 grammes par jour.

Salix nigra Michx. — Desc. — Arbuste de la famille des Amentacées Salicacées, qui croît dans l'Amérique du Nord.

Prop. thér. — La tige est tonique, fébrifuge, amère et carminative. L'écorce est un puissant sédatif des nerfs et des organes génitaux des deux sexes. Elle a amené les résultats les plus favorables dans l'hystérie, l'hyperesthésie, les contractures, les névralgies faciale et uréthrale, les pertes séminales, la nymphomanie, la leucorrhée et la prostatorrhée.

Les racines sont purgatives et fébrifuges.

Cette plante peut remplacer le bromure de potassium avec avantage dans toutes ses indications.

Mode d'emploi. Doses. — Extrait fluide, 3 à 5 grammes par jour. — Extrait mou, de 30 à 60 centigrammes par jour.

Salol. — Syn. — Salicylate de phénol. Formule $= C^{12}H^4(C^{14}H^6O^6)$.

Desc. — Doit être incolore et insipide. Corps de réaction neutre, soluble dans l'alcool et insoluble dans l'eau.

Prép. — On chauffe à haute température poids moléculaires de salicylate de soude et de phénate de soude, avec un perchlorure de phosphore. La réac-

tion se traduit par la formation de salol et de produits secondaires, notamment du chlorure de sodium et de l'anhydride phosphorique. On traite le
produit de l'opération par de l'eau, qui, s'emparant
du chlorure de sodium et de l'anhydride phosphorique, permet d'isoler le salol que l'on purifie par des
cristallisations répétées dans de l'alcool.

PROP. PHYS. — Le suc pancréatique opère dans
l'économie le dédoublement des deux compléments
que l'on retrouve dans l'urine.

PROP. THÉR. — Antiseptique et antipyrétique, préconisé par N. Nencky et Salhi. Il contient 38 p. 100 de phénol, il ne fatigue pas l'estomac. Il est usité contre les
affections putrides de l'intestin; il est succédané du
salicylate de soude contre les rhumatismes.

M. Cl. Ferreir l'a employé dans deux cas de fièvre
jaune, en administrant, au début, l'ipéca, le calomel, le sulfate de quinine, à la dose de 80 centigrammes. Le salol fut donné par cachets de 30 centigrammes chacun, administrés de deux en deux heures, de façon à faire prendre 2^{gr},50 dans les vingt-
quatre heures. Sous l'influence de ce traitement, la
guérison fut obtenue, bien que les vomissements noirs
se fussent déjà montrés.

Le salol a été employé dans l'antisepsie des voies
urinaires contre la blennorrhagie et la cystite par
MM. Deyfous et Albaran, le premier a remarqué des
succès et le second au contraire des insuccès.

MODE D'EMPLOI. DOSE. — De 5 à 6 grammes, par
jour. — A l'intérieur, en cachets de 20 centigrammes,
de 2 à 5 par jour.

Sanguinaire. — SYN. — *Sanguinaria canadensis* L.

DESC. — **Plante de la famille des Papavéracées, qui
croît dans l'Amérique du Nord.**

COMP. — **La *sanguinarine* est l'alcaloïde et le *san-*

guinarin est la résine que l'on extrait de la plante.

Prop. thér. — Stimulant tonique à faibles doses; il agit à doses élevées comme un sédatif énergique; il calme le pouls et facilite l'expectoration; à doses massives, il provoque le vomissement.

Il agit puissamment sur le foie et il est indiqué dans la fièvre typhoïde.

Doses. — Sanguinarin résine, à la dose de 2 à 10 centigrammes. — Sanguinarine alcaloïde à la dose de 5 à 15 milligrammes.

Santoninoxime. — Formule $C^{30}H^{19}AzO^6$.

Desc. — Aiguilles soyeuses, blanches, fondant à 216°, soluble dans l'alcool et l'acide acétique, insoluble dans l'eau froide, peu soluble dans l'eau bouillante.

Prép. — On chauffe 5 parties de santonine, 4 parties de chlorhydrate d'hydroxylamine et 4 parties de carbonate de chaux dans de l'alcool pendant six heures. On filtre la liqueur bouillante et on y ajoute 5 volumes d'eau bouillante. La santoninoxime cristallise par refroidissement.

Prop. thér. — Préconisée par Cappola comme un vermifuge pouvant remplacer la santonine. Elle est moins toxique et peut être employée à des doses trois fois plus fortes sans déterminer d'accident.

Sarcostemma viminale Br. — Desc. — Plante de la famille des Asclépiadées, qui croît dans l'Amérique du Sud.

Prop. thér. — La sève de cette plante a la propriété de combattre l'irritation des yeux. Elle déterminerait une inflammation substitutive et curative, antagoniste de celle occasionnée par d'autres plantes.

Sarracenia purpurea L. — Syn. — Herbe vivace de Terre-Neuve.

Desc. — Plante de la famille des Nymphæacées, qui croît dans les marais de l'Amérique du Nord, de Terre-Neuve, de Saint-Pierre et Miquelon.

Prop. thér. — Les Indiens la considèrent comme un spécifique certain contre la variole et lui attribuent le pouvoir d'empêcher les cicatrices de cette maladie.

Diaphorétique et diurétique, employée contre la petite vérole. Elle est surtout usitée contre la goutte et la dyspepsie; elle stimule l'estomac et le cœur.

Mode d'emploi. Doses. — Poudre de rhizome, de 2 à 3 grammes par jour. — Extrait fluide, de 20 à 30 gouttes. — Infusion faite avec la poudre, à la dose de 1 à 2 cuillerées à café; on doit avaler le marc.

Savons médicamenteux. — Prép. — On les prépare avec du savon animal que l'on râpe et auquel on incorpore par pistage dans un mortier le corps indiqué. On coule, après fusion au bain-marie et agitation, dans des moules.

Savon à l'ichthyol. — Savon contenant de 20 à 50 p. 100 d'ichtyol. Employé contre l'eczéma, le prurigo et l'herpès.

Savon de pétrole. — Contenant de 50 à 60 p. 100 de pétrole raffiné. (Le savon possède la propriété de solidifier le pétrole.) M. Constantin Paul l'a préconisé contre la gale.

Savon de thymol. — Contenant : thymol 1 gramme p. 1000. Usité contre les maladies de peau légères de la face.

Schinus Molle L. — Desc. — Plante de la famille des Térébinthacées Anacardiacées, qui croît au Chili, au Pérou et en Algérie.

Les fruits produisent une huile, qui a l'apparence de la térébenthine de Venise.

Prop. thér. — La résine, que l'on appelle *mastic*

américain, jouit de propriétés purgatives. Le fruit séché en poudre a les mêmes usages que le cubèbe.

Scopolia carniolica Jacq. — Desc. — Solanée, originaire des régions alpines de l'Autriche-Hongrie.

Comp. — D'après Duckworth et Dunstant, la racine contiendrait de l'hyoscyamine, des traces d'hyoscine, de cholestérine et une substance fluorescente identique probablement à la méthyleschulétine.

Prop. thér. — Duckworth s'est servi avec succès du scopolia contre les sueurs profuses, dans la convalescence du rhumatisme aigu, dans la cardialgie avec palpitations, contre l'endolorissement des ganglions de l'aine, etc. Cette drogue agit aussi comme narcotique grâce à la présence de l'hyoscyamine. Elle serait supérieure à la belladone en ce que son emploi n'est pas suivi de sécheresse de gorge et d'autres phénomènes toxiques si fréquents après celle-là.

Mode d'emploi. — Extrait fluide, extrait alcoolique à la dose de 3 centigrammes.

Usage externe, emplâtre à l'extrait dans le genre de l'emplâtre de ciguë.

Scopolia japonica Max. — Syn. — *Scopolia lucida* Forst. Belladone du Japon.

Desc. — Plante de la famille des Solanées, qui croît au Népaul et au Japon.

Comp. — Le professeur Eykmann dit avoir extrait de le racine un alcaloïde qu'il a nommé *scopoléine* et un second appelé *rotoïne*.

Prop. thér. — Employé aux mêmes usages que la belladone, usité au Japon contre les ulcères de la cornée, l'iritis, la kératite.

Scutellaria lateriflora L. — Desc. — Plante de la

famille des Labiées, qui est originaire des États-Unis.

Prop. thér. — En précipitant la teinture alcoolique par l'eau alunée, on obtient une résine, le *scutellarin*, qui est tonique du système nerveux ; on l'a préconisé, mais sans succès, contre la rage.

Dose. — De 12 à 25 centigrammes.

Senecio canicidus. — Syn. — Yerba del Perro. Yerba del Pueblo.

Desc. — Plante de la famille des Composées, qui croît au Mexique.

Prop. thér. — Employé comme sudorifique, et en application contre la gale et autres affections cutanées et contre les ulcérations de la gorge.

Sethia acuminata Arn. — Desc. — Plante de la famille des Erythroxylées, qui croît à Ceylan.

Comp. — Contient de la *Séthine.*

Partie empl. — Les feuilles.

Prop. thér. — Bon vermifuge pour les enfants, sans effet narcotique.

Mode d'emploi. Doses. — Poudre de feuilles, de 60 à 70 centigrammes. — Extrait fluide, de 50 à 75 centigrammes.

Siegesbeckia orientalis L. — Syn. — Herbe divine.

Desc. — Plante de la famille des Synanthérées, qui croît en Perse, au Japon et à l'île Maurice.

Comp. — Contient un alcaloïde, la *Darutyne* (Auffray).

Prop. thér. — Altérant, dépuratif énergique, d'une grande efficacité dans le traitement des dartres et des ulcères ; employé à l'intérieur comme antisyphilitique et contre les affections des organes génito-urinaires ; à l'extérieur, contre l'herpès circiné et la teigne faveuse ; de plus sudorifique.

Mode d'emploi. Doses. — Extrait aqueux, 60 centigrammes dans un sirop. — Teinture à 1/8, de 4 à 8 grammes.

Simaba Cedron Pl. — Desc. — Arbre de la famille des Rutacées, qui croît au Vénézuéla, à la Nouvelle-Grenade et au Brésil.

Comp. — Contient un alcaloïde, la *Cédrine* (Lévy).

Prop. thér. — Tonique, antispasmodique, antipériodique et fébrifuge, employé dans la malaria et les dyspepsies. Employé comme alexipharmaque contre la morsure des serpents. M. le Dʳ Saffray à la Nouvelle-Grenade et le Dʳ Bousseau en France ont obtenu des cures dans des cas désespérés.

Mode d'emploi. Doses. — Comme alexitère, une noix pulvérisée dans 50 grammes de vin blanc, à prendre en une seule fois, avec le marc. — Usage externe, lavage de la plaie avec une macération d'une noix pulvérisée dans 10 grammes d'alcool. — Extrait fluide, de 25 centigrammes à 1 gramme. Toutes les quatre heures, comme fébrifuge. — Poudre de graine, de 20 centigrammes à 1ᵍʳ,50.

Simulo. — Desc. — Plante de la famille des Capparidées, attribuée suivant Hale White au *Capparis coriacea* et suivant d'autres au *Capparis oleoides.* Elle croît au Pérou et en Bolivie. Le fruit est une baie, ressemblant à une groseille.

Prop. thér. — Cette plante possède des propriétés antiscorbutiques et stimulantes. Elle est surtout antispasmodique et antinerveuse ; elle possède une vertu hypnotique. Dans l'épilepsie, M. Hale White en a obtenu de bons effets, sans guérison, M. le Dʳ Larrea et M. le Dʳ V. Poulet ont obtenu des succès dans l'épilepsie et surtout dans l'hystérie frustre.

Elle remplace avec avantage les bromures, dans les cas où ils sont nuisibles ou contre-indiqués.

Le Dr Poulet en a obtenu de bons effets dans l'ovaro-salpyngite qui se manifeste assez fréquemment chez les hystériques, après les époques menstruelles. Il recommande d'en faire usage aussitôt que possible et de l'administrer à la dose de 3 à 4 grammes de teinture par jour.

Ce médicament calme rapidement la douleur intolérable de la partie tuméfiée et la résolution s'opère en quelques jours. Ces conclusions sont tirées de trois observations favorables.

Mode d'emploi. Doses. — Teinture à 1/8, de 2 à 8 grammes. — Extrait fluide, de 9 à 14 grammes, trois fois par jour. — Pilules de Simulo.

> Fruits de simulo.................. 10 grammes.
> Excipient........................ q. s.

Faites 50 pilules de 20 centigrammes, 6 par jour.

Soja hispida Mœnch. — Desc. — Plante de la famille des Légumineuses, originaire du Japon et acclimatée en Autriche. Utilisée comme aliment.

Prop. thér. — Préconisée par M. Lecerf pour l'alimentation des diabétiques, cette graine ne contenant pas d'amidon.

Mode d'emploi. — M. Lecerf a préparé des pains, gâteaux et biscuits pour l'usage des diabétiques.

Solanine. — Desc. — Glucoside découvert par Desfosses dans les baies du *Solanum nigrum* L., et dans les feuilles et baies d'un grand nombre d'autres Solanées. Il cristallise dans une solution d'alcool chaud. Son goût est amer, âcre et nauséabond, avec un arrière-goût qui persiste; insoluble dans l'eau, faiblement soluble dans l'alcool et l'éther, mais plus soluble dans l'alcool chaud.

Comp. — Il se décompose à une haute température et forme la *Soladinine*.

Prop. thér. — Il possède une action anesthésique sur les extrémités du plexus pulmonaire, diminue la sensibilité des muqueuses des bronches, et ralentit la respiration; il modère d'abord le pouls, puis il l'accélère; il irrite l'estomac. A fortes doses, il occasionne des vomissements, de la colique, de la constipation; à faibles doses, c'est un laxatif. Il a été employé contre la sciatique, les névralgies, les rhumatismes, la goutte, la cystite, l'asthme cardiaque, la bronchite, la coqueluche et les autres affections spasmodiques, les douleurs d'estomac, la dyspepsie et le prurigo.

Mode d'emploi. Doses. — Injections sous-cutanées, 3 fois par jour, avec une solution aqueuse d'hydrochlorate de solanine, à la dose de 15 milligrammes à 3 centigrammes.

Somnal. — Syn. — Ethyl-chloral-uréthane. Il a été découvert et employé par Radlauer.

Desc. — Le somnal du commerce est un liquide incolore, d'une saveur faiblement amère, et se dissolvant facilement dans l'alcool et l'eau. Il entre en ébullition dans le vide vers 145° C.

Prép. — Lorsqu'on ajoute de l'acide chlorhydrique concentré à une solution chloralique d'uréthane et qu'on abandonne le liquide au repos, on obtient une masse cristalline qui est la chloral-uréthane C^4H^4 ($C^2AzH^3O^4$) $CH^4Cl^3O^2$). L'éthyl-chloral-uréthane renferme C^4H^4 en plus et a par conséquent pour formule (C^4H^4)^2 ($C^2AzH^3O^4$) ($C^4HCl^3O^2$) ou $C^{14}H^{12}Cl^3AzO^6$.

Prop. thér. — Le somnal fait sentir son action une demi-heure après l'ingestion, et procure un sommeil tranquille de six à huit heures. Il paraît n'avoir d'influence ni sur la digestion, ni sur la circulation, ni sur la respiration; il semble réunir les propriétés de l'hydrate de chloral et de l'uréthane.

MODE D'EMPLOI. DOSES. — A la dose de 2 grammes, en potion édulcorée soit avec du suc de réglisse, soit avec du sirop de framboises.

Somnal......................................	10 grammes.
Eau..	45 —
Sirop......................................	20 —

A prendre une cuillerée à bouche le soir.

Soymida febrifuga A. Juss. — SYN. — *Swietenia febrifuga* Roxb.

DESCR. — Arbre de la famille des Méliacées, qui croit dans l'Inde.

COMP. — Contient une résine amère, du tannin et de l'amidon.

PROP. THÉR. — Astringent tonique et antipériodique dans les fièvres intermittentes, la débilité, la diarrhée, la dysenterie, la gangrène et la fièvre typhoïde, les maladies infectieuses et la cachexie.

MODE D'EMPLOI. DOSES. — Poudre d'écorce, 3 grammes, deux fois par jour. — Décoction de 80 grammes d'écorce par 500 grammes d'eau, en gargarismes, injections, lavages.

Sozoiodol. — SYN. — Acide diiodoparaphénylsulfurique.

DESC. — Il a une composition chimique qui lui permet de s'allier avec presque tous les métaux. Les composés de sodium, d'aluminium, de magnésium, de plomb et de zinc se dissolvent aisément dans l'eau et dans la glycérine, tandis que les sels de potassium, d'ammonium, de baryum, de mercure et d'argent sont difficilement solubles.

PRÉP. — On l'obtient en traitant la benzine biiodée par l'acide sulfurique fumant, saturant par du carbonate de plomb, filtrant, et décomposant le sel de plomb par l'hydrogène sulfuré et évaporant la solution aqueuse, d'où il cristallise. Il contient 42 p. 100 d'iode.

Prop. thér. — C'est un puissant antiseptique, succédané inodore de l'iodoforme. Il surpasse l'iodoforme par son action rapide dans les ulcérations tuberculeuses et scrofuleuses, dans les affections des organes de la génération, telles que la gonorrhée et la syphilis. Les sels de sozoiodol ont aussi donné d'excellents résultats dans les maladies invétérées de la peau, le catarrhe chronique du nez, l'ozène, la laryngite. Comme antiseptiques, en chirurgie, ils sont très utiles, accélérant la guérison sans produire d'accidents, qu'on les emploie purs ou mélangés avec l'amidon, la vaseline ou l'axonge.

Spartéine. — Desc. — Alcaloïde du genêt, *Spartium scoparium* L. Liquide huileux, amer, insoluble dans l'eau, qui forme avec l'acide sulfurique un sel cristallisable, soluble dans l'eau.

Mode d'emploi. Doses. — Potion, 2 centigrammes par 20 grammes de sirop, 3 à 4 fois par jour. — Pilules de 1 centigramme, de 2 à 10 fois par jour.

Spartéine (Sulfate de). — Prop. phys. — Son action physiologique a été expérimentée par Laborde.

Prop. thér. — Il produit des effets remarquables sur le cœur, sans troubler la digestion, ni le système nerveux. D'après M. Germain Sée, il relève le cœur et le pouls, et sous ce rapport il ressemble à la digitale et au muguet; mais ses effets sont plus prompts et plus durables.

Mode d'emploi. Dose. — Solution aqueuse, à la dose de 10 centigrammes.

Spermine. — Syn. — Pipérazidine.

Histor. prép. — En 1853, Charcot et Charles Robin signalaient la présence de cristaux dans la rate d'un leucémique. Ces cristaux furent désignés depuis, par les auteurs allemands, sous le nom de *cristaux de Charcot-Neuman* ou de *cristaux de l'asthme de Leyden*. White leur donnait le nom de *leucosine* et Friedreich les prenait pour de la *tyrosine*, de même que Huber. Hühne les prenait pour de la *vitelline* et Bœttcher signalait, en 1865, la présence des cristaux de Charcot en nombre considérable dans le sperme. Depuis ils ont été retrouvés dans le sang, la moelle, le blanc d'œuf et à la surface des préparations anatomiques anciennes.

En 1878, Schreiner reconnaissait les cristaux pour le phosphate d'un alcaloïde C^2H^5Az (*alcaloïde de Schreiner*).

En 1884, Kober assimilait cet alcaloïde aux ptomaïnes et aux leucomaïnes. Schreiner avait mentionné qu'à l'état de liberté, l'alcaloïde C^2H^5Az dégage une forte odeur de sperme frais et qu'elle communique cette odeur aux crachats des sujets atteints de certaines affections pulmonaires.

En 1888, Ladenburg et Abel établirent que cette base, appelée aujourd'hui *spermine*, était de l'*éthylénimine* qui a pour formule : C^2H^5Az.

Cette base se transforme facilement par la distillation ou même en solution aqueuse, avec le temps, en son polymère la *diéthyléminine*, ou *dispermine* ou encore *pipérazidine* $(C^4H^2AzH^3)^2$.

Il est probable que le phosphate de Schreiner est le phosphate double de dispermine et de chaux.

On connaît les communications de Brown-Séquard ; Variot en France, Hammond et Brainard à l'étranger, ont répété les expériences de Brown-Séquard et les ont confirmées en partie.

Prop. phys. — Excitant général, elle possède la propriété de dissoudre l'acide urique, de relever la quantité d'urée, d'assurer les échanges physiologiques.

Prop. thér. — D'après le Dr Vogt la pipérazidine donne de bons résultats dans la gravelle urique, la goutte et les coliques néphrétiques.

D'autres recherches thérapeutiques la classent parmi les stimulants énergiques du système nerveux.

Le Dr Uspersky de Saint-Pétersbourg a utilisé avec succès dans le traitement de la phtisie pulmonaire la liqueur de Brown-Séquard : or, il est probable que la pipérazidine, qui constitue le principe actif de cette liqueur, rendra les mêmes services.

D'après des expériences instituées avec la pipérazidine par le Dr Peretti, sur des aliénés, l'état subjectif des malades s'améliore ; la force musculaire des bras mesurée au dynamomètre augmente ; le sommeil devient meilleur ; l'efficacité du produit est surtout manifeste dans les cas de psychoses par débilité générale chez les malades qui présentent de la dépression cérébrale et corporelle.

Mode d'emploi. Doses. — Injections sous-cutanées à la dose de 30 centigrammes par 1 gramme d'eau.

A l'intérieur, cachets médicamenteux à la dose de 50 centigrammes.

Dose maxima par jour 1 gramme.

Spigelia marilandica L. — Syn. — Pinkroot (racine d'œillet) ou Worms grass (herbe des vers).

Desc. — Plante de la famille des Solanacées.

Comp. — Contient un principe amer, non cristallisable, auquel la plante doit ses propriétés, et aussi une huile volatile, acide tannique, cire, résine, potasse et chaux, etc. Le principe actif est amer, âcre, soluble dans l'eau et l'alcool, insoluble dans l'éther; on l'a nommé *Spigeline*.

PROP. THÉR. — La racine est employée comme altérant, tonique, cathartique et mydriatique; principalement contre les ascarides.

MODE D'EMPLOI. DOSES. — On doit l'employer avec précaution, car c'est un poison narcotico-âcre. — Extrait fluide, à la dose de 15 à 20 gouttes, 3 ou 4 fois par jour aux enfants, et de 3 à 7 grammes pour les adultes.

Stillingia sylvatica L. — SYN. — Racine royale.

DESC. — Plante de la famille des Euphorbiacées, tribu des Excœcariées, qui croît aux États-Unis.

COMP. — Contient un alcaloïde, la *Stillingine*.

PROP. THÉR. — Usitée dans la scrofule, la syphilis, la leucorrhée, les affections cutanées, l'incontinence d'urine, les rhumatismes, la bronchite, cette plante agit comme altérant, résolvant, stimulant, tonique et diurétique. A hautes doses, elle est éméto-cathartique.

MODE D'EMPLOI. DOSES. — Poudre de racine, de 1 à 2 grammes. — Décoction (30 grammes pour 500 grammes d'eau), de 30 à 60 grammes. — Extrait fluide, de 15 à 60 gouttes. — Stillingine, de 6 à 15 centigrammes. — Teinture 1/2, à la dose de 4 grammes.

Strophanthus. — DESC. — Plante grimpante de la famille des Apocynées, qui croît en Guinée, au Sénégal, au Gabon et dans l'Afrique équatoriale.

La tige, dont l'épaisseur diamétrale varie de cinq à quinze centimètres, forme sur le sol des cercles qui font penser à un boa constrictor, puis s'élance sur les arbres voisins, courant de branche en branche. Les fruits croissent deux à deux horizontalement et arrivent à maturité en septembre.

Les naturels s'en servent pour la préparation d'un poison de flèches (*Kombe*).

Plusieurs variétés ont été décrites par M. Blondel. Les seules qui présentent de l'intérêt sont : 1° *Strophanthus hispidus* D. C. (Guinée et Sénégal); 2° *Strophanthus kombé* (Centre de l'Afrique); 3° *Strophanthus glabre* (Gabon).

Comp. — MM. Hardy et N. Gallois ont découvert dans l'aigrette de la semence, l'*inéine*, glucoside ayant une action sur le cœur.

M. Catillon le premier a extrait de la *strophanthine* cristallisée du Kombé, en faisant cristalliser dans le vide une solution d'extrait préparé en épuisant par de l'alcool à 70° les semences préalablement privées de la matière grasse par l'éther. C'est un glucoside nettement déterminé; 15 milligrammes, après digestion dans l'acide chlorhydrique à 1 p. 100, réduisent 10 centimètres cubes de liqueur de Fehling : la strophanthine qui n'a point été soumise à l'action de l'acide chlorhydrique n'amène aucune décoloration; c'est un corps neutre, qui donne avec le tannin un précipité blanc, soluble dans un excès de strophanthine; enfin, elle reste indifférente en présence de tous les réactifs des alcaloïdes. L'acide sulfurique produit avec la strophanthine une belle coloration vert émeraude. Les cristaux convenablement desséchés se dissolvent dans trois à quatre fois leur poids d'alcool absolu à chaud, dans treize fois leur poids d'alcool absolu à froid, et seulement dans quarante parties d'eau froide.

La formule est $C^{31}H^{48}O^{12}$ d'après l'analyse qu'en a faite M. Arnaud.

M. Catillon et M. Arnaud ont prouvé que le strophanthus glabre contenait 45 à 50 grammes de strophanthine par kilogramme, tandis que le strophanthus Kombé en donnait seulement $4^{gr},5$ à 9 grammes.

15.

M. Catillon a montré que la strophanthine du Kombé et la strophanthine du glabre sont des corps différents. La première cristallise en aiguilles et dévie à droite le plan de polarisation. La seconde se présente sous forme de belles tablettes aplaties, rectangulaires, et dévie à gauche. Selon M. Arnaud elle est identique à l'ouabaïne. (Voy. *Ouabaio.*)

M. Gley a montré que les deux strophanthines et l'ouabaïne avaient les mêmes effets physiologiques.

PROP. THÉR. — M. Fraser emploie la teinture de semences : elle possède des propriétés analogues à la digitale, elle accélère les mouvements du cœur; de plus elle a l'avantage de ne pas contracter les artérioles.

MM. Huchard (en 1886), Dujardin-Beaumetz (en 1887) ont constaté qu'il était en présence d'un excellent tonique du cœur, aussi actif que la digitale et réellement diurétique. Il s'est servi d'une teinture au cinquième, qu'il nomme *teinture française*, pour la distinguer des *teintures anglaises;* il l'a prescrite d'abord à la dose de dix gouttes et a pu continuer jusqu'à quatorze et seize gouttes par jour.

M. Bucquoy prescrit de 2 à 4 granules à un milligramme d'extrait de strophanthus; il obtient des effets très utiles sur les cœurs fatigués et les asystoliques. La diurèse est plus rapide que celle que produit la digitale, mais non moins énergique.

MODE D'EMPLOI. DOSES. — On se sert de la teinture à divers titres, de l'extrait hydro-alcoolique et du glucoside en granules.

M. Fraser prépare la teinture en prenant 1 partie de semences et 8 parties d'alcool concentré.

M. Martindale prend 1 partie de semences et 20 parties d'alcool.

La formule de Helbing paraît meilleure et devrait être suivie pour obtenir un produit uniforme. On doit sécher la semence à 45°, sans employer l'aigrette ni l'enveloppe ; pulvériser et extraire l'huile au moyen de l'éther ; le résidu est séché de nouveau et on prépare la teinture par macération de 1 partie sur 20 parties d'alcool à 90°.

On prescrit la teinture, de 5 à 20 gouttes, à prendre deux fois par jour, seule ou avec de l'eau de laurier-cerise. La teinture est très amère, légèrement colorée en jaune.

M. Catillon indique des granules d'extrait hydro-alcoolique à 1 milligramme, à la dose de 1 à 4 granules par jour.

La strophanthine est tellement active que son pouvoir toxique est de 1/2 milligramme pour 1 kilo d'animal ; on doit la donner avec précaution. La dose habituelle est de 1 granule à 1/10 de milligramme ; dose maxima 1/2 milligramme.

Styracol. — $C^{12}H^2,C^{18}H^8O^4,C^2H^4O^2$.

Syn. — Éther cinnamique du gaïacol. Cinnamyl-gaïacol.

Desc. — Cristaux aiguillés fusibles à 130°.

Prép. — On met en présence des molécules égales de gaïacol et de chlorure d'annamyle pendant deux heures, on chauffe le mélange quelques instants. On traite la masse par l'alcool bouillant, on filtre la solution qui par refroidissement laisse déposer des cristaux de styracol.

Prop. thér. — Antiseptique capable d'arrêter la putréfaction et les fermentations ; de cicatriser les ulcères et les plaies. Il ne possède ni le goût désagréable ni la tendance à la congestion faciale du gaïacol et est destiné à le remplacer dans tous les cas où son usage interne est indiqué.

Il exerce une heureuse influence sur le catarrhe chronique de la vessie, sur les gonorrhées et sur les affections catarrhales de l'estomac et des intestins.

Sucupira. — Syn. — *Bowdichia major*.

Desc. — Arbre de la tribu des Sophorées, famille des Légumineuses papilionacées, qui croît au Brésil.

Part. emp. — L'écorce.

Comp. — M. II. Petit a retiré de l'écorce un alcaloïde nettement défini.

Prop. thér. — L'alcaloïde a une action stupéfiante mydriatique. L'écorce est employée dans les affections goutteuses et rhumatismales ; elle est regardée comme dépurative, fébrifuge et comme utile dans toutes les formes de l'arthritisme.

La racine est employée contre les affections syphilitiques.

Sulfaminol. — Syn. — Thioxydiphénylamine $C^{12}H^9S^2AzO$.

Desc. — Le produit est une poudre jaunâtre, inodore, insipide, insoluble dans l'eau, facilement dissoute par les alcalis, moins bien par les carbonates alcalins, et aussi par l'alcool et l'acide acétique cristallisable. Il brunit par la chaleur, fond à 155°, et forme des solutions jaune pâle ; les liquides de l'économie le décomposent et alors se manifestent les propriétés particulières du soufre et du phénol.

Prép. — On l'obtient par l'action du soufre sur les sels de métaoxydiphénylamine, dissous dans l'eau.

Prop. phys. — D'après le professeur Kobert, on peut administrer le sulfaminol à doses massives à un chien, sans causer de désordres graves.

Prop. thér. — Le Dr Moritz dit que, comme l'iodoforme, il diminue les suppurations abondantes, avec cet avantage qu'il n'a pas d'odeur. Il jouit de propriétés antiseptiques très puissantes.

Employé avec succès en insufflation dans la phtisie laryngée. Succédané de l'iodoforme pour saupoudrer les blessures ainsi que les plaies syphilitiques ; on le donne à l'intérieur contre la cystite à la dose de 0^{gr},25 par jour.

Sulfhydrique (Acide). — Syn. — Hydrogène sulfuré.

Prop. thér. — Ce gaz, qui est délétère, a néanmoins des applications thérapeutiques. On l'a proposé pour le traitement des affections des voies respiratoires et surtout de la tuberculose. Ce traitement enraye la suppuration pulmonaire, diminue l'expectoration, la fièvre et les sueurs, et rend le sommeil et l'appétit.

MM. Arnozan et Ferré disent qu'on doit l'administrer avec réserve, car il abolit la fonction glycogénique du foie.

Mode d'emploi. — Sur le conseil de Claude Bernard, le Dr Bergeon de Lyon a préconisé des injections rectales de ce gaz. M. le Dr Bardet a inventé un injecteur facile à employer.

Injections sous-cutanées de vaseline liquide médicinale, saturée d'acide sulfhydrique. 1 c. c. d'injection contient 4 c. c. de gaz acide sulfhydrique (Bocquillon).

Sulfonal. — Syn. — Diéthylsulfondiméthylméthane.

Desc. — Corps blanc, cristallisé, presque insoluble dans l'eau (1/240 à 1/250 à froid, 1/18 à 1/20 à 100°); soluble dans l'alcool, l'éther et le chloroforme; fond à 130°, bout à 300°. Inattaquable par les acides comme par les alcalis les plus énergiques: il n'a ni saveur ni odeur.

Prép. — Produit de la combinaison de l'éthylmercaptan et de l'acétone.

Prop. phys. — M. C. Paul a pu s'assurer expérimentalement que, dans l'organisme, pendant la digestion, la présence de sels et de peptones favorisait la dissolution et l'absorption du sulfonal; d'autre part, celui-ci n'influence en rien l'action des sucs digestifs, salive, suc gastrique, suc pancréatique, dont le chloral et la paraldéhyde ralentissent les effets.

M. le Dr Hénocque a étudié l'action du sulfonal sur le cobaye et a constaté qu'il n'entravait pas la formation de l'oxyhémoglobine.

Le Dr Casarelli a démontré que sous son action le sucre chez les diabétiques diminue peu à peu, jusqu'à disparaître par la dose journalière de 1 à 2 gr. de sulfonal.

M. C. Paul a employé le sulfonal dans un grand nombre de cas, et a constaté d'abord son innocuité absolue, au point de vue du cœur et de la respiration, par exemple dans un cas d'hypertrophie énorme avec symphyse cardiaque; deux fois seulement on observa sur la peau une éruption rubéolique légère et fugace.

PROP. THÉR. — Les cas dans lesquels le sulfonal convient sont ceux d'insomnie nerveuse simple, c'est-à-dire non provoquée par la douleur résultant d'une lésion organique; il faut alors combattre celle-ci tout d'abord; cependant, il a réussi dans des cas d'insomnie causée par des douleurs de dents ou une névralgie faciale.

Dans le delirium tremens, le sulfonal n'a donné que peu de résultats; dans l'apoplexie, 3 grammes de sulfonal réussirent, là où 7 grammes de chloral étaient restés impuissants : il a été utile également dans la folie avec délire, et dans la morphinomanie. Dans l'insomnie nerveuse, M. C. Paul a obtenu 30 succès sur 30 cas; il prescrit 1 à 4 grammes de sulfonal chez l'adulte dans du bouillon chaud, du lait, ou mieux en cachets, même au milieu de la digestion, puisqu'elle n'est point entravée; jamais il n'a observé d'insomnie le lendemain : peu à peu même, l'aptitude au sommeil revient, et l'on peut ne donner le sulfonal que tous les deux jours. Il faut exiger que le sulfonal soit absolument pur, c'est-à-dire ne dégage ni saveur, ni odeur.

M. le Dr Huchard a donné le sulfonal à un assez grand nombre de malades, et en a été moins satisfait.

Il convient surtout dans les *insomnies nerveuses*, mais l'impression de lassitude, ainsi que la tendance à une titubation plutôt cérébelleuse qu'ataxique qu'il laisse ensuite, ne doivent faire proposer qu'avec réserve sa substitution au chloral.

Dose. — Dose quotidienne, 2 grammes, **en cachets** de 1 gramme, matin et soir.

Sulfoparaldéhyde $(C^4H^4S^2)^3$.

Syn. — Trithialdéhyde.

Desc. — Corps solide fusible à 101°, insoluble dans l'eau, soluble dans l'alcool et l'aldéhyde.

Prép. — On prépare d'abord le *sulfaldéhyde* en faisant passer de l'hydrogène sulfuré à refus dans de l'aldéhyde en solution aqueuse. On obtient une huile à odeur d'œufs pourris cristallisant à — 2. Traité par les acides le sulfaldéhyde se polymérise en donnent naissance au sulfoparaldéhyde.

Prop. thér. — D'après le Dr Lusini ce corps possède une action hypnotique assez prononcée, mais qui ne se manifeste que longtemps après l'administration.

Sulforicinique (Acide). — Syn. — Polysolve, solvine, sulfoléine.

Prép. — On mélange 1 kilogramme d'huile de ricin pure avec 200 grammes d'acide sulfurique pur à 66° en refroidissant le mélange et en l'agitant pour éviter l'élévation de température. Il ne se forme qu'un léger dégagement d'acide sulfureux. Après une heure de contact, on lave à l'eau froide, on soutire la couche aqueuse supérieure, et on lave plusieurs fois à l'eau salée à 10 pour 100; puis on ajoute de la soude, jusqu'à réaction légèrement acide; on décante après repos et on filtre.

PROP. THÉR. — Le produit, qui a la consistance d'un sirop épais, maintient en solution 10 p. 100 de naphtol ou de créosote, 15 p. 100 de salol, 40 p. 100 de phénol; ces solutions exigent l'emploi d'une chaleur modérée. — L'acide sulforicinique dissout également l'alizarine, l'acide chrysophanique, la cantharidine, le camphre; il se mélange avec l'éther, le chloroforme, le sulfure de carbone, la benzine, le terpinol et les huiles volatiles (Drs Berlioz et Ruault).

MODE D'EMPLOI. — Mélangées avec l'eau, ces solutions forment des émulsions très suffisamment stables pour être utilisées dans la pratique médicale.

Sulfureux (Acide). — PROP. BACT. — Pour désinfecter un local ayant été occupé par des malades atteints de maladies contagieuses, il faut, d'après le Dr Dujardin-Beaumetz, avoir recours à la combustion du soufre.

Il s'agissait de trouver un corps qui pût être manié par des personnes non habituées à de pareilles pratiques, dont les vapeurs pussent pénétrer les effets de literie, et n'eussent aucune action sur les objets meublants et les rideaux.

L'acide sulfureux a paru remplir les conditions de bon marché, de maniement facile, et de désinfection complète que l'on recherchait.

Après avoir recouvert de bandes de papier collé les huis des fenêtres, on allume, par mètre cube, 20 grammes de soufre sur une plaque de tôle un peu élevée au-dessus du sol; on se sert, comme l'a conseillé M. Pasteur, d'un petit fourneau en terre réfractaire de 0^m,25 de largeur sur 0^m,20 de longueur, dont les parois sont percées de trous de manière à faciliter la combustion. Chacun de ces creusets peut brûler un kilogramme de soufre.

Ce procédé est le moins coûteux et le plus simple.

On protège les objets de cuivre ou de fer en les recouvrant de graisse.

L'emploi de l'acide sulfureux liquide évite les dangers, laisse intactes les dorures et les parties métalliques, mais il est d'un prix élevé.

Le procédé par la combustion du sulfure de carbone est intermédiaire entre le procédé dit de Pictet, et le procédé par le soufre, mais il nécessite l'emploi d'un brûleur spécial de M. Chiandi, qui coûte de 40 à 50 francs.

Enfin, des bougies soufrées, dues à l'invention de M. Deschiens, rendent grand service en réglant la quantité de gaz dégagé dans un temps déterminé.

Symphoricarpus vulgaris Michx. — Syn. — Arbousier d'Amérique.

Desc. — Plante de la famille des Caprifoliacées, qui croit dans l'Amérique du Nord.

Part. empl. — Les feuilles provenant des jeunes pousses.

Prop. thér. — Fébrifuge et astringent, usité contre les ulcères et la ménorrhagie. Préconisé par le Dr Newton comme altérant et diurétique.

Mode d'emploi. Doses. — Poudre de feuilles, à la dose de 1 gramme, deux à trois fois par jour. — Teinture 1/5, à la dose de 2 à 4 grammes.

Syzygium Jambolanum D. C. — Syn. — Jambol ou jambul.

Desc. — Plante de la famille des Myrtacées, qui croit dans l'Inde.

Comp. — M. Gerrard en a retiré une substance cristalline, à laquelle il a donné le nom de *jambosine* et assigné la formule $C^{10}H^{15}AzO^3$.

Les cristaux blancs, sans saveur, fondent à 77°.

sont solubles dans l'éther, l'alcool et le chloroforme, insolubles dans l'eau froide et peu solubles dans l'eau chaude.

Le principe actif du *Myrtus jambosa* n'est pas constitué par la jambosine, mais par une résine à déterminer, qui, d'après Lyons, existe dans la résine, à côté d'un alcaloïde et d'un acide particulier.

PART. EMPL. — L'enveloppe des fruits et l'écorce.

PROP. THÉR. — Le suc exprimé des feuilles est anti-dysentérique.

M. Baneha préconise ce médicament pour combattre le diabète ; la disparition du sucre se manifeste dans les quarante-huit heures, et tant que l'on se sert de ce médicament, on peut impunément faire usage d'une alimentation amylacée. Il est stomachique, carmina-tif et astringent. M. Scott prétend que sa présence dans l'estomac retarde et diminue l'action saccha-rifiante de la salive et du suc pancréatique.

Le Dr Rosemblat, à Vilna, et le Dr Zevasker ont employé le jambul sous forme de poudre et d'extrait fluide, ont guéri plus de dix cas de diabète et ils attribuent ce succès à la drogue elle-même.

Le fruit et l'écorce sont employés aux Indes comme astringents, dans la dysenterie, la blennorrhagie et la leucorrhée.

MODE D'EMPLOI. DOSES. — Fruit pulvérisé, 30 centi-grammes, trois fois par jour, en cachets. — Capsules, contenant 12 centigrammes de poudre.

**Tabernæmontana nereifolia L. — DESC. — Plante de la famille des Apocynacées, qui croît à Porto-Rico.

PROP. THÉR. — L'écorce en décoction est un puis-sant remède contre les ulcères indolents. A Porto-Rico, les habitants l'emploient contre la syphilis et les fiè-vres intermittentes.

Tachia guianensis Aubl. — Syn. — Caférana.

Desc. — Plante de la famille des Gentianées qui croît dans l'Amérique du Sud.

Part. empl. — La racine.

Prop. thér. — D'après les Drs Oliveira, Mello de Saint-Paul, la racine de caférana est un antipyrétique efficace et tonique.

Mode d'emploi. Doses. — Poudre à la dose de 1 gramme ; — infusion (4 : 250 gr.) ; — teinture alcoolique à la dose de 4 — 8 grammes.

Tanguin. — Desc. — Poison d'épreuve, extrait du *Tanghinia venenifera* Don., plante de la famille des Apocynacées, qui croît dans l'île de Madagascar.

Prép. — Il est préparé avec l'amande du fruit.

Comp. — M. Arnaud a retiré des noyaux un corps cristallisé, qu'il a nommé *tanghinine*. Corps soluble dans 200 p. d'eau, très soluble dans l'alcool et l'éther, et dévie à gauche le plan de polarisation. En présence de l'eau, il se gonfle en donnant un mucilage épais et tenace.

Prop. phys. — Son action physiologique se rapproche de celle de la strophanthine et de l'ouabaïne, et en fait un poison cardiaque, avec cette différence qu'il provoque des convulsions générales.

Tayuya. — Syn. — *Trianosperma ficifolia* Mart.

Desc. — Plante volubile de la famille des Cucurbitacées, qui croît au Brésil, au Paraguay et à la Plata.

Part. empl. — Les racines.

Comp. — Contient un alcaloïde, la *trianospermine*, et une résine, la *tayugine* (Yvon).

Prop. thér. — Les principes actifs de la racine sont utilisés dans les cas graves d'hydropisie, de paralysie, les affections cutanées incurables et les accidents tertiaires de la syphilis.

MODE D'EMPLOI. DOSES. — Poudre de racines, 4 gr.
— Décoction ou infusion, 12 à 36 centigrammes. —
Teinture, de 6 à 15 gouttes.

Tellurate de potasse. — Formule $= TeK^2O^4 + 2HO$.

PRÉP. — On l'obtient en décomposant le tellurate
de baryum par une solution de sulfate de potasse,
on filtre, on évapore et on fait cristalliser.

PROP. THÉR. — Expérimenté par le Dr Neusser dans
le traitement de la phtisie, dans l'espoir qu'il y avait
un parti avantageux à tirer de ses propriétés bactéricides. Le sel a été administré dans cinquante cas et,
presque toujours, les sueurs nocturnes ont été supprimées ou considérablement diminuées. Il a été
parfois nécessaire de doubler la dose. Pour que des
symptômes d'intoxication se produisent, il faut donner 1 centigramme par jour pendant longtemps, encore l'effet se réduit-il à une indigestion. Toutefois
le médicament a le grave inconvénient de communi-
quer à l'haleine l'odeur alliacée qui caractérise tous
les composés du tellure.

MODE D'EMPLOI. DOSES. — Pilules, à la dose de 3 milligrammes, une par jour.

Térébène. — DESCR. — Corps complexe, formé de
tapilène, de camphre, d'alcool camphorique et de
cymène, d'agréable odeur de sapin fraîchement scié,
insoluble dans l'eau.

PRÉP. — Isomère de l'essence de térébenthine,
obtenu en faisant agir de l'acide sulfurique sur l'essence de térébenthine, puis en distillant.

PROP. THÉR. — Antiseptique et désinfectant agréable et sans odeur. La vapeur de térébène est sédative et antiseptique, usitée dans la phtisie.

A l'intérieur en capsules, calmant et antiseptique
de l'intestin, de la vessie et des voies urinaires.

Mode d'emploi. Doses. — En inhalation avec de l'eau bouillante. — Ingéré dans l'estomac, sous forme de tablettes : 15 grammes pour 100 tablettes.

Capsules. — Émulsion :

Térébène	16 grammes.
Gomme pulvérisée.................	12 —
Eau	60 —
Sirop de gingembre................	30 —
Capsules de........................	0^{gr},025

Dose de 0,025 à 1^{gr},50 par jour.

Terpine, Terpinol. — Hydrate d'essence de térébenthine cristallisée. $C^{20}H^{16},2HO$.

Prép. — On l'obtient en mettant en contact 4 parties d'essence de térébenthine, 3 volumes d'alcool et 1 partie d'acide azotique. Après plusieurs semaines, on obtient de beaux cristaux.

La terpine se transforme, en présence d'un acide sulfurique ou chlorhydrique, en un corps huileux, le terpinol.

Prop. thér. — La terpine et le terpinol ont été préconisés comme balsamiques, succédanés du copahu, dans les affections catarrhales des voies respiratoires. Lépine, de Lyon, pense que la terpine pourrait être substituée à la térébenthine, comme expectorant et diurétique; il en donne 0,20 à 0,60 centigr.

Sous l'influence du terpinol, les crachats du caarrhe bronchique chronique deviennent fluides, perdent leur odeur désagréable et sont plus aisément expectorés.

Le terpinol est un des déodorisants de l'iodoforme.

Mode d'emploi. Doses. — Potion ainsi formulée :

Terpine.........................	2 grammes.
Glycérine	60 —
Alcool à 90°....................	60 —

deux cuillerées par jour. — Pilules, 4 ou 5 par 24

heures. — Perles ou capsules, de 10 centigrammes.
— Cachets médicamenteux. Le défaut de solubilité de
la terpine a engagé M. Dujardin-Beaumetz à préparer
le terpinol (6 à 12 capsules de 10 centigrammes dans
la journée ou pilules en même quantité), selon formule suivante :

Terpinol...........................	1 gramme.
Benzoate de soude..................	1 —
Sucre	q. s.

Tétra-chlorure de carbone. — Syn. — Chlorure
de méthyle perchloré. C^2HCl^5.

Desc. — Liquide incolore, mobile, d'odeur éthérée,
insoluble dans l'eau, soluble dans l'alcool et l'éther.
Il bout à 78°.

Prép. — On fait passer un courant de chlore sa-
turé de sulfure de carbone sur de la porcelaine
chauffée au rouge. Le liquide formé est agité avec
une solution de potasse, puis distillé.

Prop. thér. — Employé comme anesthésique agissant rapidement et sans dangers, néanmoins il est
moins actif que le chloroforme. Usité contre la dysménorrhée, la fièvre de foin, le tic douloureux et les névralgies.

Mode d'emploi. — En inhalation, sur un mouchoir
comme pour le chloroforme. — Usage externe, fric-
tion avec une flanelle imbibée de tétra-chlorure de
carbone.

Tétronal. — Syn. — Tétraéthylsulfondiméthylmé-
thane. $C^{18}H^{20}S^4O^8$.

Prép. — On combine à l'éther mercaptan deux
groupes d'éthyl à l'aide d'iodure d'éthyle, puis de
l'acétone.

Desc. — Corps analogue au sulfonal, qui contient

deux groupes d'éthyl de plus que le sulfonal, qui en contient deux.

Prop. thér. — D'après MM. Baumann et Karl, le tétronal aurait des propriétés hypnotiques plus grandes que ne l'a le sulfonal. Son action est plus rapide et en tous cas plus certaine et plus complète.

MM. Barth et Rumpel disent que les indications thérapeutiques du tétronal sont probablement les mêmes que celles du sulfonal, et que dans quelques états nerveux réfractaires à celui-ci, il a été plus efficace. Le tétronal employé dans 220 cas n'a produit aucun phénomène fâcheux. Il est sans action sur le délire alcoolique, même à la dose de 4 grammes par jour.

Mode d'emploi. Doses. — En cachets médicamenteux, à la dose de 1 gramme en deux doses, matin et soir.

Thalline. — Corps découvert par Skraup de Vienne.

Desc. — Liquide huileux; il prend une coloration vert émeraude avec le perchlorure de fer; il donne avec les acides des sels: On connaît le *sulfate*, le *tartrate* et le *chlorhydrate*.

Prép. — Il dérive de la quinoline; on passe par la paraoxyquinoline ou paraquinanisol, puis on arrive au tétrahydroparaquinanisol ou thalline C^9H^6,H^4Az,OCH^3. — On l'obtient en chauffant à 140° le paraamidoanisol avec le paratritroanisol, en présence de l'acide sulfurique et de la glycérine.

Prop. phys. — Ces sels en solutions concentrées sont amers, salés et piquants; en solutions étendues, ils ont une saveur aromatique et agréable. Le sulfate est soluble dans 5 fois son poids d'eau, et le tartrate, dans 10 fois son poids d'eau.

Prop thér. — Le sulfate est le plus actif. On l'emploie en injections uréthrales contre la cystite. On l'emploie aussi à l'intérieur contre les fièvres. Dans près de cent cas de fièvres dues à des maladies différentes (fièvre intermittente, dothiénentérie, rhumatisme, rougeole, érysipèle, état puerpéral fébrile, pneumonie, tuberculose), le Dr Jacksch a pu abaisser la température jusqu'à la normale, sans causer d'accidents.

Les sels de thalline ont une propriété antithermique puissante; la chute de la température est suivie de sueurs abondantes. A la suite de l'administration de 25 centigrammes de ces sels, la température s'abaisse de 1°2. Si dans la soirée la température remonte à 39,3, et que l'on donne 50 centigrammes d'un de ces sels, au bout de 2 heures, la température descend à 37°. L'ascension secondaire de la température se produit après quatre ou cinq heures en s'accompagnant de frissons, mais jamais de vomissements, de sueurs, de cyanose, etc. (Huchard).

Doses. — De 20 à 50 centigrammes.

Thialdine et carbothialdine. — Prép. — La thialdine résulte de l'action de l'ammoniaque sur la trithialdéhyde, dans laquelle un atome de soufre est remplacé par AzH $= (C^2H^4)^3S^2AzH$. La carbothialdine est obtenue par l'action combinée de l'ammoniaque et du sulfure de carbone sur l'aldéhyde.

Desc. — La thialdine est en gros cristaux, aromatiques, fondant à 43°, volatils sans décomposition à la température ordinaire, un peu solubles dans l'eau, très solubles dans l'alcool, l'éther et les acides.

La carbothialdine est en petits cristaux, insolubles dans l'eau et l'éther, légèrement solubles dans l'alcool froid, plus solubles dans l'alcool chaud, décomposés par l'eau bouillante.

Le prof. Lusini a expérimenté la thialdine et la carbothialdine.

Prop. thér. — Ces deux composés ont une action tout à fait différente : la carbothialdine est un agent tétanique énergique qui ne provoque pas d'irrégularité dans le fonctionnement du cœur, lequel s'arrête en diastole ; la thialdine au contraire est un paralysant général, qui donne au cœur des mouvements irréguliers et le fait arrêter en systole.

Thevetia nereifolia Suss. — Syn. — *Alelia de Matto.*
Desc. — Plante de la famille des Apocynées, qui croît en Amérique tropicale, en Asie et à Java.
Comp. — Contient un glucoside, la *Thévetine* (Blas).
Prop. thér. — Employé à petite dose comme éméto-cathartique. L'extrait de l'écorce, prescrit contre les fièvres intermittentes, dans l'intervalle des accès, empêche le retour de ceux-ci, et il guérit les frissons.
Mode d'emploi. — Teinture 1/5, de 10 à 15 gouttes. —Extrait d'écorce, à la dose de 10 centigrammes.

Thiol. — Produit très analogue à l'ichthyol, préparé par M. Jacobson.
Desc. — Soluble dans l'eau ou dans un mélange d'alcool ou d'éther.
Prép. — On utilise, pour préparer le thiol, l'huile de gaz du commerce, qui renferme, outre des carbures saturés de la série grasse, des carbures des séries éthylénique et acétylénique. On chauffe ce produit au bain d'huile à une température d'environ 215°, et on ajoute peu à peu de la fleur de soufre. La sulfuration des carbures se fait avec dégagement d'hydrogène sulfuré. Suivant la plus ou moins grande quantité de soufre ajouté, on obtient plus ou moins de carbures sulfurés. On sulfonise ensuite la matière à l'aide de l'acide sulfurique concentré, ce qui donne l'acide thiolsulfonique, et on neutralise avec l'ammo-

niaque. Ce sel ammoniacal est le thiol de Jacobsen.

Prop. thér. — Mêmes propriétés que l'ichthyol.

D'efficacité égale, mais il a sur celui-ci l'avantage d'être absolument inodore.

Employé par M. Gothchalk dans le traitement gynécologique, il a obtenu des succès à l'aide d'une solution de 20 p. 100 dans la glycérine, dans des exsudats de métrite et de périmétrite.

Mode d'emploi. — A l'extérieur, pommade à 1/20. — A l'intérieur, de la même façon que l'ichthyol.

Thiorésorcine. — Syn. — Bisulfhydrate de phényle. Formule $C^6H^4(SH)^2$.

Prép. — On l'obtient en chauffant le chlorure phénylène disulfureux, avec de l'étain et de l'acide chlorhydrique, puis en distillant avec de l'eau.

Desc. — Poudre jaune pâle, inodore, non vénéneuse, insoluble dans l'eau, soluble dans l'éther et l'alcool; fond à 27°, bout à 243°.

Prop. thér. — Possède les propriétés de l'iodoforme; on préconise son emploi à cause de sa non-toxicité et du manque d'odeur.

Mode d'emploi. Doses. — En topique, pour saupoudrer la plaie. — En pommade :

Axonge............................	20 grammes.
Thiorésorcine.....................	2 ou 4 gr.

Toddalia aculeata Pers. — Syn. — Lopez root.

Desc. — Plante de la famille des Rutacées, qui croît dans l'Inde et dans les îles de l'océan Indien.

Prop. thér. — Les feuilles fraîches sont employées contre les douleurs abdominales. Tonique puissant, contre la débilité constitutionnelle, la diarrhée chronique et dans la convalescence des fièvres graves. On peut lui adjoindre la médication ferrugineuse.

Mode d'emploi. — Teinture 1/5, de 6 à 20 grammes

par jour. — Infusion (10 gr. p. 100 gr. d'eau), de 30 à 60 grammes, deux ou trois fois par jour.

Traumaticine. — Solution de gutta-percha dans du chloroforme.

Prép. — On met 10 grammes de gutta-percha dans 90 grammes de chloroforme. Au bout de 24 heures, la gutta-percha est complètement dissoute; on ajoute alors 18 grammes d'acide chrysophanique à la solution.

Prop. thér. — Auspitz recommande, dans le psoriasis, de faire des badigeonnages avec de la traumaticine, contenant un dixième d'acide chrysophanique.

On peint les plaques de psoriasis avec cette préparation, et on laisse sécher; il se forme une couche de gutta-percha contenant de l'acide chrysophanique, qui permet aux malades de vaquer à leurs occupations. Tous les deux jours, on renouvelle la couche médicamenteuse. On voit bientôt se former le cercle érythémateux de l'acide chrysophanique, et les plaques de psoriasis semblent disparaître avec une grande rapidité (Dr Besnier).

Mode d'emploi. — Peut servir de véhicule à un grand nombre de substances médicamenteuses et surtout à l'acide chrysophanique 10 p. 100.

Tribromure d'allyle. — Formule C^{6}H^{5}Br^3.

Prép. — On l'obtient en faisant agir l'iodure d'allyle sur une fois et demie son poids de brome. On enlève l'iode précédent par la potasse. On distille et on recueille ce qui distille entre 210° et 220°. On congèle le liquide et on essore les cristaux, puis on rectifie.

Desc. — Liquide incolore, neutre, bouillant à 217°, se solidifiant à + 10°.

Prop. thér. — Employé contre l'asthme, l'angine

de poitrine. Recommandé dans la médecine infantile contre la coqueluche et les convulsions.

MODE D'EMPLOI. DOSES. — Capsules gélatineuses contenant 25 centigrammes de tribromure d'allyle, à la dose de 2 à 4 par jour.

Tribulus lanuginosus L. — SYN. — *Nerings fruit. Burra gokeroo.*

DESC. — Plante de la famille des Rutacées, tribu des Zygophyllées, qui croît dans l'Inde et en Cochinchine.

PROP. THÉR. — Émollient et diurétique, antispasmodique, employé contre la dyspnée, la colique, la gonorrhée, l'irritation des voies urinaires.

MODE D'EMPLOI. — Poudre de fruit, 50 grammes, eau 500 grammes, faire bouillir jusqu'à réduction à 250 grammes. — Infusion, à la dose de 4 à 8 gr., pour 500 grammes d'eau.

Trichloracétique (Acide). — SYN. — Acide acétique trichloré. — Formule $C^4HCl^3O^4$.

DESC. — Corps solide cristallisé, déliquescent. Point de fusion 55°, ébullition 195°.

PRÉP. — On traite le chloral hydraté par trois fois son poids d'acide azotique fumant, on expose le mélange deux jours au soleil et on chauffe en distillant et en recueillant ce qui passe à 190°.

RÉACTION. — Donne du chloroforme étant chauffé avec un excès de carbonate de soude. Ne doit pas contenir d'acide chlorhydrique libre.

PROP. THÉR. — M. le Dr Ehrmann a obtenu des succès avec l'acide trichloracétique employé comme caustique dans les affections de la gorge et du nez, sous forme d'applications directes. Ce traitement fut employé dans 140 cas renfermant l'hypertrophie polypoïde circonscrite, la tonsillite hypertrophique, la pharyngite folliculaire, l'hypertrophie des glandes linguales, etc. Dans 87 de ces cas, il fit une seule cautérisation, 2 dans 30 cas, et de 3 à 6 dans les 23 autres.

Ehrmann regarde l'acide trichloracétique comme préférable à l'acide chromique, parce que la cautérisation qu'il produit est plus localisée et que les eschares sont plus nettes.

Mode d'emploi. — Il emploie cet acide comme astringent sous la forme suivante :

Iode	0gr,10
Iodure de potassium	0 ,15
Acide trichloracétique	0 ,30
Glycérine	30 ,00

Enfin M. Boymond le préconise en urologie pour la précipitation complète de certaines albumines.

Trichlorophénol. — Desc. — Aiguilles fixes ; peu soluble dans l'eau, soluble dans la glycérine, l'alcool et l'éther. Il fond à 44° et bout à 250°.

Il se combine avec les oxydes pour former des sels. Les sels usités en thérapeutique sont les sels de calcium et de magnésium.

Prép. — Obtenu par Laurent en combinant du chlore avec de l'huile de houille bouillant de 170° à 180°.

On l'obtient aussi par l'action prolongée du chlore sur le phénol, jusqu'à ce que le phénol se prenne en masse de cristaux, qu'on égoutte et qu'on exprime.

Prop. thér. — Antiseptique, non irritant pour les tissus, pouvant être substitué avantageusement au phénol.

On emploie la solution de trichlorophénate de magnésie contre l'ophtalmie purulente ; la guérison est assurée et rapide.

Mode d'emploi. Doses. — Solution de 2 grammes p. 100 de sel de magnésie dans l'eau, en collyre.

16.

Trinitrine. — Syn. — Nitroglycérine. $C^6H^5(AzO^6)^3$.

Prép. — On l'obtient en mélangeant avec précaution de la glycérine avec de l'acide azotique fumant. On projette le mélange dans l'eau et on recueille dans le fond les gouttes huileuses de trinitrine.

Prop. thér. — Huchard, Potain et Hérard ont démontré que le summum d'action thérapeutique de la trinitrine était dans son application à la cure de l'angine de poitrine. C'est un médicament vaso-dilatateur, qui non seulement est utile dans l'angine de poitrine résultant d'une ischémie du muscle cardiaque, mais encore dans toutes les affections de l'aorte, qui produisent de l'ischémie cérébrale (rétrécissement et insuffisance). La trinitrine est employée avec avantage dans la chlorose très intense, dans les névralgies de cause anémique, chez certains hypochondriaques, lorsque les troubles vaso-moteurs par leur exagération amènent une véritable anémie cérébrale. (Dujardin-Beaumetz.)

Mode d'emploi. Doses. — Solution alcoolique diluée, donnée à l'intérieur :

Solution alcoolique de trinitrine au centième.	30 gouttes.
Eau distillée............................	300 grammes.

Une cuillerée à bouche le matin, à midi, le soir.

Injection sous-cutanée, on se sert de la solution suivante :

Solution alcoolique de trinitrine au centième.	30 gouttes.
Eau distillée de laurier-cerise.............	10 grammes.

La seringue contient trois gouttes de trinitrine. La dose ordinaire sera de une à trois gouttes.

Tuberculine. — Syn. — Lymphe de Koch française.

Prép. — M. Nocard a employé la lymphe de Koch

et plusieurs échantillons préparés par M. Roux de l'Institut Pasteur.

Prop. thér. — M. Nocard préconise la tuberculine en valeur diagnostique sur l'espèce bovine pour déceler la tuberculose. Elle détermine une aggravation générale qui est la conséquence de la réaction révélatrice ; des expériences de M. Nocard il résulte : 1° que chez les *tuberculeux* adultes de l'espèce bovine l'injection en une seule fois d'une forte porportion de tuberculine (de 25 à 50 centigrammes suivant le poids du sujet) provoque, dans un délai compris entre la dixième et dix-huitième heure, une élévation de température pouvant aller de 1 à 3 degrés.

2° Que chez les adultes *sains* la même injection ne provoque aucune modification de la température ou seulement une élévation négligeable de quelques dixièmes de degré.

3° Que chez les bovidés phtisiques, c'est-à-dire tuberculeux au dernier degré, il n'y a aucune réaction consécutive.

Mode d'emploi. — Les vétérinaires retireront de grands bénéfices de l'emploi de la tuberculine pour le diagnostic de la tuberculose, soit dans les établissements consacrés à la production du lait, soit pour les élevages.

Tylophora asthmatica Wight et Arn. — Desc. — Plante de la famille des Asclépiadées, qui croît dans l'Inde.

Part. emp. — On a utilisé d'abord la racine ; maintenant on lui a substitué les feuilles.

Prop. thér. — Possède des propriétés émétiques, diaphorétiques et expectorantes ; elle remplace avec avantage l'ipéca dans la dysenterie. On fume des feuilles pour procurer du soulagement dans l'asthme.

Mode d'emploi. Doses. — Feuilles pulvérisées, à la

dose de 1ᵍʳ,50 à 2 grammes, comme émétique, et à la dose de 15 à 30 centigrammes, comme expectorant.

Ulex diureticus L. — Syn. — Ajonc épineux.

Desc.—Plante de la famille des Légumineuses, qui croît en Europe.

Comp.—Contient un alcaloïde, l'*Ulexine*, qui est toxique et convulsivant.

Prop. thér. —La plante est un diurétique énergique et n'offrant aucun danger. — L'alcaloïde produit des spasmes et des mouvements nerveux. On l'a employé contre la paralysie et comme antidote de la strychnine.

Mode d'emploi, doses. — Extrait fluide, de 10 à 20 gouttes. —Ulexine, de 1 à 2/10 de milligramme.

Ural. — Syn. — Uralium. Chloraluréthane.

Desc. — Se présente à l'état de cristaux incolores, d'une saveur très amère.

Prép. — Combinaison du chloral avec l'uréthane. Découverte par Bischof, elle a été étudiée par J. Poppi de Bologne.

Prop. thér. — A la dose de 1 à 2 grammes, chez l'homme, il détermine un sommeil calme, laissant au réveil une somnolence et une faiblesse générale, qui se dissipent peu à peu. Cette prolongation de l'action somnifère le rapproche du chloral; mais il s'en éloigne par la plus grande rapidité de ses effets. Il abaisse la pression sanguine, augmente un peu la fréquence du pouls, sans modifier sensiblement la température. Le sommeil est assez léger et peut être interrompu aisément; il suspend la toux et la douleur chez les malades dont l'insomnie se rattachait à ces deux causes. Enfin, les cardiaques le supportent très bien, même à la dose de 4 grammes et demi; il est d'ailleurs inoffensif.

Mode d'emploi. — Très amer, il ne peut être administré que dans une potion fortement aromatisée ou sous forme de cachets.

Uréthane. — Syn. — Ether éthylique de l'acide carbamique. Carbamate d'éthyle, éther carbamique, éthyluréthane. Formule $CO^2, AzH^2C^2H^5$.

Desc. — Il se présente en cristaux incolores, de saveur un peu amère; très soluble dans l'eau et l'alcool. Il ressemble au salpêtre.

Prép. — On obtient ce corps : 1° En faisant agir l'ammoniaque sur le chlorocarbonate d'éthyle; 2° par l'action de l'ammoniaque anhydre sur le carbonate d'éthyle (éther carbonique); 3° par l'action de l'alcool sur le chlorure de cyanogène.

Prop. thér. — Étudié d'abord par Schmiedeberg, puis par Huchard, enfin par J. Gordon. Ses avantages sur les autres agents hypnotiques sont les suivants : absence de toute action secondaire, facilité avec laquelle les malades le prennent, et enfin sommeil tranquille, ressemblant tout à fait au sommeil naturel. Il conviendrait surtout dans la thérapeutique infantile, chez les individus atteints de délire alcoolique et chez ceux qui sont sujets à des accès de manie. Son grand avantage est sa parfaite solubilité, mais il est en réalité fort peu actif.

Doses. — On prescrit 1 à 2 grammes aux adultes et 0,50 à 1 gramme aux enfants, dans une potion de 150 grammes. Il n'est toxique qu'à doses élevées (10 grammes).

Uréthane.......................	3 à 4 grammes.	
Sirop de fleurs d'oranger........	20	—
Eau de tilleul...................	40	—

à prendre en une fois.

Vandellia· diffusa L. — Syn. — *Torenia diffusa* **H. B.**

Descr. —· Plante de la famille des Solanacées, qui croît au Paraguay, dans l'Inde et à la Guyane.

Part. empl. — Les feuilles.

Prop. thér. — Émétique constituant un excellent vomitif et de plus drastique. Employé pour combattre la fièvre maligne, la dysenterie et les maladies du foie.

Mode d'emploi. — Infusion d'une poignée de feuilles fraiches. — Extrait aqueux, à la dose de 1 gramme à 1 gramme 50 centigrammes.

Vaseline liquide médicinale. — Syn. — Huile de vaseline. Paraffine liquide.

Essai. — La vaseline liquide médicinale doit être neutre au tournesol, d'un goût franc, ne présentant pas d'acidité à la langue. La densité à + 15° est 0,875 ou 76° à l'alcoomètre de Gay-Lussac. Elle ne doit pas donner de vapeurs avant 200° (Bocquillon).

Desc. — L'huile de vaseline n'est pas soluble dans l'eau, l'alcool faible ou fort, la glycérine, les alcools méthylique, amylique.

Prop. thér. — La vaseline liquide ne sert que de véhicule à des corps qui conservent leurs propriétés thérapeutiques.

Vernonia nigritiana Ol. — Syn. — Batiator.

Desc. — Plante de la famille des Composées, qui croît dans le Niger et l'Afrique centrale.

Comp. — Contient un glucoside, la *Vernonine;* peu soluble dans l'éther et le chloroforme, $C^{10}H^{24}O^{7}$.

Prop. thér. — Agit sur le cœur comme la digitale, et son activité est environ quatre-vingts fois plus faible que celle de la digitale, ce qui permet de graduer l'action. La racine est fébrifuge.

Viburnum prunifolium L. — Desc. — Plante de la famille des Caprifoliacées, qui croît aux États-Unis.

Part. empl. — Les racines.

Comp. — Elle contient de la *Viburnine*, de l'acide valérianique et du tannin.

Prop. thér. — Usitée contre la dysménorrhée et pour prévenir l'avortement et les fausses couches. Elle est aussi antispasmodique, astringente, diurétique, tonique, sédatif nervin et utérin.

Mode d'emploi. Doses. — Extrait fluide, de 30 à 50 gouttes. — Extrait mou, de 10 à 20 centigrammes en pilules. —Viburnine, de 6 à 15 centigrammes.

Warras. — Syn. — Wars.

Descr. —Kamala d'Aden, provenant du *Flemingia Grahamiana* W. et Arn., plante de la famille des Légumineuses, originaire de l'Inde.

Mode d'emploi. Doses. — Mêmes emplois et doses que le Kamala.

Xanthoxylum caribæum Gaert. — Syn. — Épineux jaune. Clavelier jaune.

Desc. — Plante de la famille des Xanthoxylées, qui croît aux États-Unis et aux Antilles.

Prop. thér. — Antirhumatismal sudorifique, diurétique. — L'écorce est très employée, en odontologie, comme masticatoire. — Elle produit une sensation de chaleur à l'estomac, avec excitation et tendance à la diurèse. C'est de plus un tonique dans l'anémie et la débilité. — La décoction des feuilles est un puissant diaphorétique, employé dans le tétanos.

Mode d'emploi. Doses. — Extrait fluide, de 10 a 20 gouttes. — Poudre, de 0,50 à 2 grammes, deux ou trois fois par jour. — Décoction de 30 grammes p. 500, après réduction, en vingt-quatre heures.

Xylol. — Syn. — Xylène. Diméthylbenzine.

Prép. — On l'extrait des goudrons de houille, en recueillant ce qui passe entre 138° et 140°.

Desc. — Liquide incolore, d'une odeur aromatique agréable.

Prop. thér. — Préconisé comme antiseptique, au lieu du phénol, étant moins toxique.

Zinc (Cyanure de). — Prép. — On mélange une dissolution d'acétate de zinc et d'acide cyanhydrique.

Descr. — Corps blanc pulvérulent, insoluble dans l'eau et l'alcool.

Prop. thér. — Le Dr Laskevich le recommande comme un remède actif dans certaines affections du cœur, et supérieur à tout autre, en particulier dans les névroses cardiaques. On soulage très promptement et on obtient quelquefois la guérison dans les palpitations, l'arythmie et la douleur de la région cardiaque.

Mode d'emploi. Doses. — Pilules ou granules, à la dose de 0,005 milligrammes, trois fois par jour.

SUPPLÉMENT

Crésyl. — Antiseptique découvert et préparé par M. Jeyes.

Comp. — Composé complexe formé de créosote, d'huiles lourdes, d'huiles d'anthracine, il contient 51 p. 100 d'acide crésylique et 20 p. 100 de naphtaline.

Prop. thér. — Ce produit jouit de propriétés désinfectantes très appréciables. Il n'est pas toxique ; il se mêle à l'eau en toute proportion, c'est un excellent cicatrisant.

Usité contre la gangrène, le choléra, la fièvre typhoïde ; pour le pansement des plaies et ulcères. Employé avec succès dans la médecine vétérinaire comme antiseptique et désinfectant.

Mode d'emploi. Doses. — Lotions à la dose de 5 p. 100, 10 et 15 p. 100. Pommade et savon à 10 p. 100.

Gallacétophénone. — $CH^3COC^6H^2(OH)^3$.
Syn. — Trioxybenzol.
Descr. — Poudre jaune, soluble dans l'eau chaude, l'alcool, l'éther et la glycérine. Sa solubilité dans l'eau froide est faible, mais elle peut être considérablement augmentée par l'adjonction d'acétate de soude.

Prép. — Il dérive du pyrogallol en remplaçant 3HO par du méthylkétone.

PROP. THÉR. — Découvert et expérimenté par Nenckii, employé par le Dᴿ von Ins avec succès dans le psoriasis. L'action se manifeste au bout de 12 heures. Il a l'avantage de ne pas salir le linge.

MODE D'EMPLOI. DOSES. — Pommade à 10 p. 100. Solution.

Gallacétophénone................	4 grammes.
Acétate de soude................	30 —
Eau chaude.....................	100 —

Mêlez. — Usage externe.

Huile aristolée. — PROP. THÉR. — M. le Dᴿ Nadaud emploie contre la tuberculose les injections d'huile à base d'aristol.

La formule qu'il emploie est la suivante : huile d'amandes douces stérilisée 100 c.c., aristol 1 cent. Il injecte d'abord 1 c.c. et au bout de quelques jours 3 c.c.

Il a constaté une amélioration notable.

Huile camphrée. — PROP. THÉR. — M. Huchard en France et Alexander en Belgique ont eu l'idée d'employer l'huile d'olives camphrée en injections hypodermiques pour le traitement de la tuberculose.

M. Huchard injecte 2 fois par jour 1 seringue pleine d'huile obtenue en dissolvant 25 grammes de camphre dans 100 gr. d'huile d'olives pure stérilisée, en ayant soin de l'injecter profondément dans l'hypoderme. Cette médication, qui n'est pas anti-bacillaire, amène une amélioration très sensible. Il est bon tous les quatre jours de faire un repos de deux jours, et finalement au bout d'un mois ne faire qu'une injection par semaine.

TABLE ALPHABÉTIQUE

DES MATIÈRES

Nous avons indiqué, sous la rubrique la plus habituellement connue, le dosage usuel.

Lorsqu'il n'y a qu'un chiffre, il indique la dose maximum.

Lorsqu'il y a deux chiffres, le premier s'applique à la dose maximum en une fois, et le second à la dose maximum en vingt-quatre heures.

Ainsi :

Acétanilide...................... 25 *cent.* — *2 gr.*

doit se lire 25 *cent.* en une fois et 2 *gr. en vingt-quatre heures*.

Nous avons indiqué le mode d'emploi le plus usuel et le plus exactement dosé. On trouvera le détail des autres modes d'emploi et des doses dans le corps de l'ouvrage.

6249-90. — Corbeil. Imprimerie Crété.

A. BESLIER & CHENNEVIÈRE

PHARMACIENS, FOURNISSEURS DES HOPITAUX
PARIS — 13, Rue de Sévigné, 13 — PARIS

TISSUS & PRODUITS PHARMACEUTIQUES

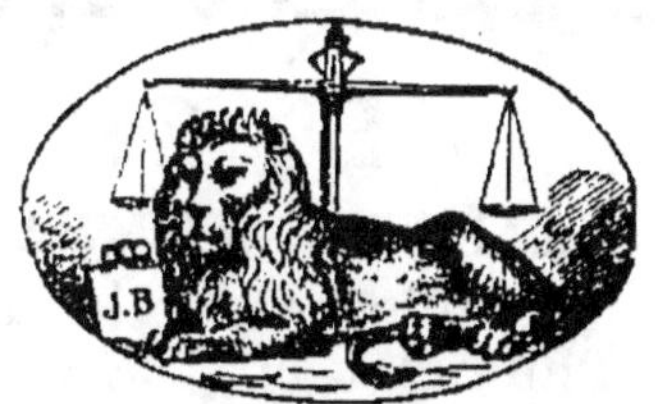

SPARADRAPS		EMPLATRES
TAFFETAS ANGLAIS		TAFFETAS FRANÇAIS

PANSEMENT DU Dr LISTER

Coton iodé par division et au poids
ALCOOLATS, ONGUENTS, BAUMES, ETC.

VÉSICATOIRE ROSE de A. BESLIER au CANTHARIDATE de SOUDE

à base de produit chimique stable, défini ; plus propre et plus prompt que les toiles vésicantes qui se dessèchent ou moisissent et sont infidèles, *il est indolore si on a soin de l'enlever dès la sensation de sinapisme, pour le remplacer par un cataplasme sous lequel l'action continue sans accident du côté de la vessie.*

N. B. — M. Beslier rappelle qu'il a appliqué le premier, la cantharidine à la vésication ; et que ce n'est qu'après des essais probants, suivis depuis vingt ans, qu'il a reconnu l'indéniable supériorité du **cantharidate de soude** sur la cantharidine elle-même.

APPAREIL COMPRESSIF BESLIER contre la HERNIE OMBILICALE

SUPPRESSION DES BANDAGES — AUCUNE IRRITATION
Indispensable à tous les nouveau-nés

(Il suffit, pour obtenir une adhérence parfaite, de le recouvrir d'un linge chaud, au moment de l'application).

SPARADRAP CHIRURGICAL à la GLU de A. BESLIER

(Base de l'appareil Beslier)
d'une PROPRETÉ et d'une SOUPLESSE inconnues jusqu'ici

SON ADHÉRENCE qui paraît faible à première vue, est au contraire parfaite si on le chauffe légèrement. *Son application même prolongée, ne cause aucune irritation sur les épidermes les plus délicats.*

VINAIGRE CHENNEVIÈRE le plus agréable et le plus énergique des antiseptiques désinfectants.